DRUG DELIVERY SYSTEM

図解で学ぶDDS
第2版

薬物治療の最適化を目指す先端創薬技術

監修 橋田 充
編集 髙倉喜信

Controlled release
Absorption improvement
Drug targeting

じほう

序

　DDSは，現代医療において薬物治療の最適化を担う投与の方法論として広く実用化され，同時に遺伝子治療や細胞治療などの未来型医療を支える基盤技術としても大きく注目を集めている。薬物体内動態の精密制御を目指すDDSの開発は，全身から細胞内に至るまでの身体各部位における物質動態機構の解析と，新しい素材や加工技術の導入を基盤とした総合的な動態制御技術の創出を大きな柱として展開される。このように，生命科学の応用において最先端を担うDDSの開発とその医療における実践は，多くの要素技術の合理的な組み合わせと人体機能に対する優れた感性に裏打ちされる総合科学と位置づけられており，その実践においては各段階における制御の思想や技術の意義に対する直感的理解が極めて大きな役割を果たすと考えられる。

　本書刊行の端緒は，平成3年に京都市で開催された第23回日本医学会総会において総合医学展示の薬品展示として作成されたテーマ展示の内容を纏め成書として発刊した「夢の薬剤DDS」（薬業時報社，現じほう）であり，これは新しい薬物治療の基盤技術であるDDSの入門書，DDSの概念をわかりやすく視覚的に伝える教材として改訂版発行を含めて再版を重ね，長く読者に親しまれるとともに，とりわけ教科書の副読本として薬学をはじめ多くの関係学部の教育に採用され高い評価を得た。その後，初版発刊以来18年を経て，DDS技術の重要性がますます増大し，その応用分野，利用される技術や材料が変化するとともに，実用化されたDDS医薬品製剤の種類も非常に増えたことを踏まえて，平成22年に全面的な内容の見直しを行い新しい書籍「図解で学ぶDDS：薬物治療の最適化を目指す先端創薬技術」を刊行した。本書は，これをさらに改訂し，最先端のDDS技術と医療現場におけるDDS医薬品製剤適用の最新の動向を紹介することによって，医療の将来像を俯瞰することを目的としている。

　本書の編集に当たっては，その性格上通常の書籍とは異なり，各著者の専門性を集約してチームを組みそれぞれのアイデアを視覚化していただいた。その意味で，全体としての統一性に加えて，著者のフィロソフィーも個々の図には盛り込まれている。また，資料編として，概念や技術の理解にとどまらずより深い洞察を求める読者のためにこれまでに発刊された主なDDS関連書籍のリストを纏め，さらに教材としての多くの要望・期待にこたえるために薬学教育モデル・コアカリキュラムや薬剤師国家試験に関する情報も掲載した。

　本書が，初学者から専門の研究者まで，広くDDSの総合的理解に役立つことを切に望む。

平成28年9月

監修　京都大学大学院薬学研究科

橋田　充

監修・編集・執筆者一覧

監修：橋田　充　　　京都大学大学院 薬学研究科 薬品動態制御学分野 教授
編集：髙倉喜信　　　京都大学大学院 薬学研究科 病態情報薬学分野 教授

執筆者(50音順)

岡本浩一	名城大学薬学部 薬物動態制御学研究室 教授
栄田敏之	京都薬科大学 薬物動態学分野 教授
佐久間信至	摂南大学薬学部 薬物送達学研究室 教授
髙倉喜信	京都大学大学院 薬学研究科 病態情報薬学分野 教授
西川元也	京都大学大学院 薬学研究科 病態情報薬学分野 准教授
橋田　充	京都大学大学院 薬学研究科 薬品動態制御学分野 教授
丸山一雄	帝京大学 薬学部 薬物送達学研究室 教授
山下富義	京都大学大学院 薬学研究科 実践臨床薬学分野 教授
山本　昌	京都薬科大学 薬剤学分野 教授
横山昌幸	東京慈恵会医科大学 総合医科学研究センター 医用エンジニアリング研究部 教授

図解で学ぶDDS 第2版
CONTENTS

Section 1　DDSとは何か ……1
- ① はじめに ……2
- ② 薬物治療と剤形，DDS ……3
- ③ 医薬品の投与経路と生体内運命 ……4
- ④ DDSの方法論 ……6
  1. 吸収改善の基本的考え方 ……8
  2. コントロールドリリースの基本的考え方 ……9
  3. ターゲティングの基本的考え方 ……10
- ⑤ 薬物治療の最適化― DDS ……11
- ⑥ DDS技術が使われる疾患と薬物 ……12
- ⑦ DDS製剤とQOL ……14
- ⑧ サイエンスとしてのDDS ……15
- ⑨ 薬物体内動態とDDS機能のコンピュータシミュレーション ……17
- ⑩ 新薬開発，レギュレーションにおけるDDS ……20
- ⑪ 医薬品と剤形の開発の歴史― DDSが切り拓く未来の医療 ……22

Section 2　DDSにおける制御の対象と技術 ……25
- ① はじめに ……26
- ② 薬物の吸収とその制御 ……26
  1. 薬物の投与経路と全身循環への到達 ……26
  2. 吸収改善の方策と技術 ……30
- ③ コントロールドリリース ……32
  1. コントロールドリリースの目的と技術 ……32
  2. 注射・注入型コントロールドリリース製剤 ……33
  3. 経口コントロールドリリース製剤の原理と基本技術 ……37
- ④ ターゲティング ……45
  1. ターゲティングの目的と方法 ……45
  2. 体の構造とターゲティング技術 ……50

Section 3　経口投与とその改善 ……59
- ① 粘膜からの薬物吸収とその機構 ……60
  1. 消化管粘膜の解剖学的構造 ……60
  2. 消化管粘膜部位からの薬物吸収機構 ……61
- ② 消化管吸収の改善法 ……62
  1. 吸収促進剤(absorption enhancers)を用いた膜透過性の改善 ……63
  2. タンパク分解酵素阻害剤(protease inhibitors)などを用いた分解の防止 ……64
  3. P-糖タンパク質などの排出輸送系の抑制による吸収改善 ……66
  4. プロドラッグ化修飾 ……66
- ③ 製剤技術による薬物吸収改善 ……69
  1. 溶解速度の改善 ……73

CONTENTS

　　　2　溶解度および溶解速度の改善 ……………………………… 74
　④　経口投与型 DDS 製剤
　　　1　消化管内移動と放出の制御に基づく DDS ………………… 77
　　　2　徐放性製剤 ………………………………………………… 78
　　　3　部位特異的放出性製剤 …………………………………… 81
　　　4　口腔内崩壊性製剤 ………………………………………… 85

Section 4　経皮投与とその改善 … 87
　①　皮膚の構造と吸収経路 ………………………………………… 88
　②　吸収改善の理論 ………………………………………………… 89
　③　経皮吸収の改善技術
　　　1　吸収促進剤 ………………………………………………… 91
　　　2　プロドラッグ ……………………………………………… 91
　　　3　イオントフォレシス ……………………………………… 92
　　　4　ソノフォレシス …………………………………………… 93
　　　5　マイクロニードル ………………………………………… 93
　④　経皮コントロールドリリース製剤 …………………………… 93

Section 5　薬物の経肺投与 … 97
　①　肺の構造と薬物投与部位としての特徴 ……………………… 98
　　　1　肺の構造 …………………………………………………… 98
　　　2　薬物の経肺吸収 …………………………………………… 99
　　　3　経肺吸収に影響する因子 ………………………………… 100
　②　経肺投与技術
　　　1　吸入液剤（ネブライザー） ……………………………… 101
　　　2　吸入エアゾール剤 ………………………………………… 102
　　　3　吸入粉末剤 ………………………………………………… 102

Section 6　高分子医薬品と高分子特性を利用した DDS … 105
　①　高分子医薬 …………………………………………………… 106
　　　1　抗体医薬 …………………………………………………… 107
　　　2　抗体医薬の作用機序 ……………………………………… 109
　　　3　機能改変型タンパク質医薬品 …………………………… 110
　　　4　高分子結合による血管内局在化 ………………………… 111
　　　5　高分子化医薬 ……………………………………………… 113
　　　6　バイオシミラー …………………………………………… 114
　②　ターゲット認識素子の利用によるターゲティングと体内動態制御 …… 115
　　　1　糖修飾を利用した薬物ターゲティング ………………… 115
　　　2　抗体薬物複合体（antibody-drug conjugate：ADC） …… 115
　　　3　融合タンパク質医薬品 …………………………………… 117

CONTENTS

Section 7 微粒子キャリア製剤を利用した薬物ターゲティング……119
- 1 はじめに……120
- 2 微粒子キャリアの種類……120
- 3 リポソーム……121
- 4 PEG－リポソーム(STEALTH LIPOSOME)……124
- 5 リポソーム製剤の実例……125
  - 1 AmBisome®……125
  - 2 DOXIL®……126
  - 3 ONIVYDE®……127
- 6 リポソームを用いたアクティブターゲティング……128
  - 1 がん組織へのターゲティングに用いられる抗原およびレセプター……128
  - 2 トランスフェリン修飾 PEG-リポソームによる腫瘍組織へのターゲティングと腫瘍細胞内デリバリー……129
  - 3 糖修飾リポソーム……131
- 7 リピッドマイクロスフェア(リポ剤)……132
- 8 高分子ミセル……132

Section 8 遺伝子治療と DDS　135
- 1 遺伝子治療と DDS……136
  - 1 遺伝子治療とは……136
  - 2 遺伝子医薬品の DDS……138
  - 3 Naked(裸の)DNA の投与と物理刺激の併用……141
- 2 未来の遺伝子治療……143
- 3 核酸医薬品と DDS……144
  - 1 核酸医薬品とは……144
  - 2 アンチセンス DNA……144
  - 3 siRNA……145
  - 4 アプタマー……147
  - 5 TLR リガンド(PolyI；PolyC CpG-DNA)……147
- 4 未来の核酸医薬品……148
  - 1 DNA ナノテクノロジーを利用した核酸 DDS……148
  - 2 エキソソームを用いた核酸 DDS……149

Section 9 再生医療，細胞治療と DDS　151
- 1 DDS の対象薬物：低分子から高分子，そして細胞へ……152
- 2 組織工学と再生医療……153
- 3 再生医療，細胞治療の発展……154
  - 1 幹細胞研究の発展：ES 細胞と iPS 細胞……154
  - 2 細胞シートを利用した再生医療……156
  - 3 生体適合性材料と細胞増殖因子を組み合わせた再生医療……156
- 4 未来の再生医療・細胞治療……157

CONTENTS

Section 10　次世代型DDS技術 *159*
　1　DDSに使われる新材料 *160*
　2　キャリアと外部刺激を組み合わせたDDS *163*
　3　DDSとイメージングの融合 *167*

Section 11　医療におけるDDSの役割：現状と未来 *173*
　1　はじめに *174*
　2　気管支喘息の治療に不可欠な吸入ステロイド剤 *174*
　3　在宅治療を可能にしたフェンタニルパッチ製剤 *176*
　4　免疫薬物療法に不可欠なシクロスポリンマイクロエマルション製剤 *177*
　5　患者に優しい口腔内崩壊錠 *178*
　6　おわりに *179*

資料編
薬剤師国家試験（6年制薬学教育）に出題されたDDS分野の問題 *182*
DDSに関する主な書籍のリスト *185*

索引 *188*

Section 1

DDSとは何か

1	はじめに	橋田　充
2	薬物治療と剤形，DDS	橋田　充
3	医薬品の投与経路と生体内運命	橋田　充
4	DDSの方法論	橋田　充
5	薬物治療の最適化—DDS	橋田　充
6	DDS技術が使われる疾患と薬物	栄田敏之
7	DDS製剤とQOL	栄田敏之
8	サイエンスとしてのDDS	橋田　充
9	薬物体内動態とDDS機能のコンピュータシミュレーション	山下富義
10	新薬開発，レギュレーションにおけるDDS	橋田　充
11	医薬品と剤形の開発の歴史—DDSが切り拓く未来の医療	橋田　充

Section 1 DDSとは何か

DDSは，薬物体内動態の精密制御を通じて薬物治療の最適化を実現する未来の薬物治療を支える夢の創薬・薬物投与技術である。

1 はじめに

近年，薬物療法の進歩に伴い，微量で強い治療効果を発現する反面，副作用も強く投与に工夫が必要な薬物が数多く開発され，"有効性"と"安全性"さらに"信頼性"に関して最も高い保証を与えるように，薬物の投与形態を最適の形に設計しようとする"薬物投与の最適化"という考え方が強く意識されるようになった。これに対し，従来用いられてきた薬物の投与法，剤形は必ずしも十分な機能を有しないことから，薬物の体内動態の精密制御を目的とした新しい投与形態（剤形）の開発が進められ，近未来の創薬技術の重要な基盤として位置づけられている。このような考えのもとに開発される薬物の新しい投与形態を，ドラッグデリバリーシステム drug delivery system（DDS：薬物送達システム）と総称する（図1-1）。

図1-2は，ヒトの体の中における物質の動きをイメージとして表現したものである。人体という精緻で，かつ複雑な環境の中における物質の連続的な動きを精密に制御するDDSの開発は，科学技術の高度な目標として位置づけられるとともに，芸術（アート）の世界の営みであることも実感される。

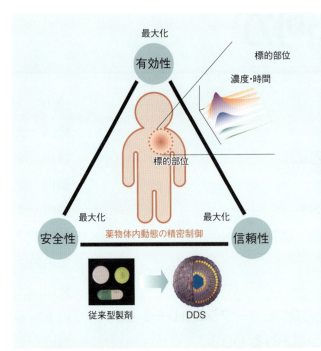

DDSの目的と役割【図1-1】

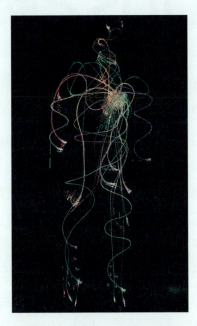

身体における物質動態のイメージ【図1-2】

2 薬物治療と剤形，DDS

　薬物は種々の投与経路を利用して生体に投与されるが，この際，図1-3に示すように通常適用が容易で目的とする効果が効率よく発現されるように，特定の形状すなわち"剤形"に加工され用いられる。加工された医薬品の最終投与形態を"医薬品製剤"と呼び，医薬品製剤の剤形を選択し，製剤の処方，製法を計画する作業を製剤設計という。

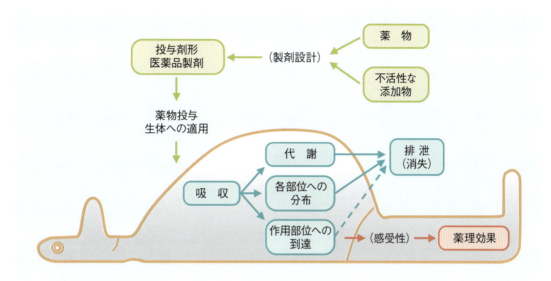

医薬品の製剤設計と治療効果発現【図1-3】

　薬物は生体に投与された後，その物理化学的および生物学的性質に従って体の中を移動し最終的に体から消失する。こうした過程の中で，生体中のどこかに存在する，レセプターのような標的作用部位に薬物分子が到達し相互作用することによって治療効果が生み出される。しかし，同時に望ましくない部位に移行した薬物は時として副作用を引き起こす。このように体の中の薬物の動き（薬物動態）は，薬物分子に対する身体側の薬理学的感受性とともに，薬物の治療効果を決定する主要な要因となっている。

　薬物治療の最適化に向けて，ゲノム創薬や分子標的薬のデザインに代表される新しい薬物活性分子の創成を目指す研究と，製剤機能の改善すなわちDDSの開発が，創薬基盤技術の2本柱として活発に研究されている。

3 医薬品の投与経路と生体内運命

　医薬品は，**図1-4**に示すようにさまざまな経路を利用して，多様な投与形態（剤形）で身体に投与される。一方，医薬品が投与される人間の体は，**図1-5**のように多くの臓器が動脈および静脈で結び付けられたシステムと理解される。投与方法，すなわち投与経路と剤形は医薬品の治療効果を決定する最も重要な因子の1つであるが，DDSの考え方に基づいて，医薬品を標的作用部位へ必要な時間に必要な量を送り届けるためには，物質移動の観点から身体を1つのシステムとして理解し，そのシステム特性の解析を基盤に，薬物動態を精密に制御する技術の開発を進めることが基本戦略となる。

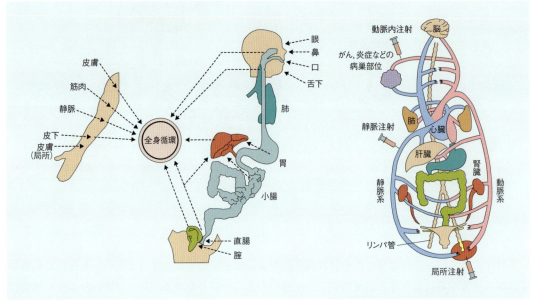

医薬品の投与経路【図1-4】　　　　　　　　　　　　血管系による各臓器の連結と注射部位が
　　　　　　　　　　　　　　　　　　　　　　　　医薬品の体内動態に及ぼす影響【図1-5】

　薬物が生体内を移行する過程においては，さまざまな機構が関与する。生体内の2つの位置間の濃度勾配に従う拡散や，血液（体液）の流れに乗った容積流輸送，あるいはその流れの中で生体側の解剖学的特性によって起こるろ過などの物理化学的現象は，移行過程の大きな部分を占める。一方，生体側からみると，細胞膜に存在するトランスポーターが関与する能動輸送や，細胞機能の一部であるエンドサイトーシスも物質の移行に大きく関与している。したがって，薬物の体内動態の議論においては，臓器や組織の解剖学的あるいは生理学的特性に関する知識や情報が極めて重要である（図1-6）。

　組織のレベルで，生体の構造や生体成分との相互作用を基盤として薬物の動態を考えると，一般に，臓器における毛細血管と組織間の薬物の移行については，**図1-7**のように分子サイズの小さい薬物は，血管内空間，組織の細胞間隙（組織間隙），組織を構成する細胞（組織細胞）の間を比較的自由に移動する。血管内空間と組織間隙を隔てる毛細血管壁の構造には臓器によって差があり，

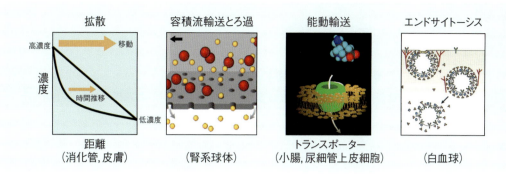

薬物の体内動態を構成する各移行過程の機構【図1-6】

水溶性物質に対する透過性は，おおよそ，①脳，②筋肉や皮下組織，③内臓の臓器，④肝臓，脾臓，骨髄の順に，より大きくなる。肝臓においては，赤血球は通らないものの血漿タンパク質など高分子物質は自由に血管壁を透過して実質細胞に接触することができる。これに対し，組織を構成する細胞の細胞膜においては，基本的に脂溶性の薬物は膜に溶け込むことで膜中を拡散し移行するが，親水性の薬物の透過は大きく制限されている。一方，生体の中で薬物は，その特性に応じて血漿タンパク質などの生体高分子と一部可逆的に結合して存在している。この場合，毛細血管壁あるいは細胞膜などを透過できるのは，一般に結合をしていない非結合型の薬物に限られる。

　DDS，すなわち薬物の体内動態の制御とは，こうした個々の動態過程の制御を総合的に組み合わせ，目標とする動態パターンを実現する作業にほかならない。

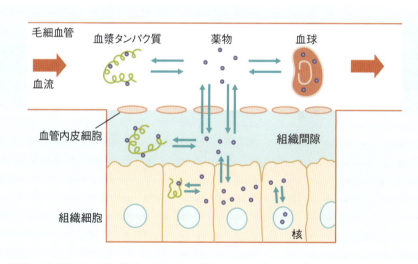

臓器における薬物の移行過程と生体成分との相互作用が与える影響【図1-7】

4 DDSの方法論

　DDSは多くの場合，治療目的に応じて，図1-8のように，①生体に対する薬物供給，②生体表面吸収障壁の通過，③臓器，組織間での分布の振り分け，のいずれかの過程の制御を主目的として開発されている。

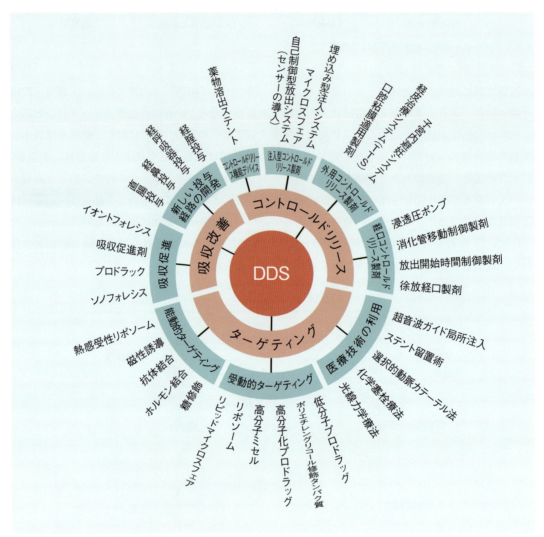

DDS開発の目的と方法論・技術【図1-8】

　薬物治療において，多くの場合，投与された薬物はまず最初に消化管や皮膚など身体の表面を覆う障壁を効率よく通過しなくてはならないが，薬物の中には生体の内部には到達できないものが多数存在することから，薬物の対象部位からの効率よい吸収を目指してさまざまな検討が行われている。吸収性改善を目的とした薬物の分子構造修飾，主薬の吸収を促進する製剤添加物の開発，あるいは吸収障壁能の低い新しい投与部位を探す試みはその例である。薬物によっては生体にコント

ロールされた速度で供給することにより，作用部位で適切な濃度-時間パターンを得ることが可能であり，コントロールドリリース(controlled release：放出制御)型DDS製剤の開発が行われる。これらは適用方法の観点から，体表面に適用するものと体内に注入するもの，また作用発現の様式より全身的作用発現を目的とするものと局所作用を目的とするものに分けられる。医薬品の治療効果は，標的部位に薬物分子が到達(分布)し作用することによって発現され，標的部位以外への薬物の移行はしばしば副作用の原因となることから，薬物に標的部位を指向する性質を与えるターゲティング(targeting：標的指向化)技術も研究されている。上記は，それぞれ具体的な目的や利用する技術によっても分類される。

　一方，DDS開発の技術的な方法論は，①物理化学的(製剤学的)手法，②化学的手法，③生物学的特性の制御の3項目に分類される(図1-9)。①は物理化学理論を基礎とし，剤形の形状を利用して医薬品を修飾する方法を指し，コントロールドリリース型DDS(製剤)や微粒子キャリヤーを利用したDDSが含まれる。②は対象となる医薬品の分子構造を合成化学的手法を用いて修飾し，その体内挙動を制御しようとする方法で，この考え方に基づいて合成された化合物は，一般に元の薬物に戻ってから作用部位で活性を発現することから，プロドラッグ(prodrug)と呼ばれる。化学合成的手法は，本来医薬品原体そのものの創製，合成に大きな役割を果たしてきたが，最近のDDS研究の活性化に伴って，薬物の体内動態制御に化学修飾を利用するアプローチも大きく注目を集めている。プロドラッグはその代表例であるが，その他，投与局所で治療効果を発揮し全身循環へ吸収された後は代謝により効果を失うように設計されたアンテドラッグ(antedrug)なども考案されている。薬物を高分子物質に結合させた高分子化医薬や，タンパク質医薬品の高分子修飾体の開発も，体内動態制御に化学的手法を応用したアプローチとして興味深い。抗体と薬物の結合体の開発は，現在の創薬研究で最も注目を集めている領域の1つである。プロドラッグ化修飾は吸収改善，ターゲティングなどの動態制御のほか，水溶性の付与(例：コハク酸ヒドロコルチゾン)など製剤技術上の難点の解消や，粘膜障害性の防止(例：アセメタシン，アンピロキシカム)などを目的として開発されている。③には薬物の移行を支配する生体側の機能を製剤学的に修飾しようとする吸収促進剤の利用のような方法や，抗体や細胞のように生物学的な機能を持った素材をDDSの調製に利用する方法が含まれる。

　DDSの開発は，一般的に生体と疾患および薬物の間の相互関係に基づいて進められる。また，薬物体内動態の制御は，動態および制御機能の評価と不可分の関係にある。さらに，DDS開発は薬学，医学，工学の融合の基に展開され，分子の制御を専門とする薬学と精密加工を行う工学とは，ナノテクノロジーを基盤として協力し合う関係にある。

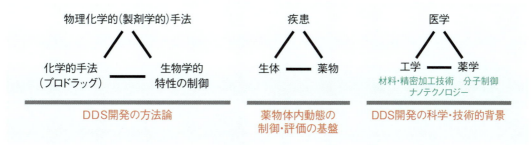

DDS開発の方法論と制御・評価の考え方，技術的背景【図1-9】

1 吸収改善の基本的考え方

薬物が投与される消化管や皮膚においては，それぞれ上皮細胞層や角質層が透過障壁となり，生体にとって不必要な，あるいは害をもたらす物質の体内への侵入を障げている。吸収の改善とは，吸収に不利な特性を有する薬物を選択的に体内に導入する試みである（**図1-10**）。

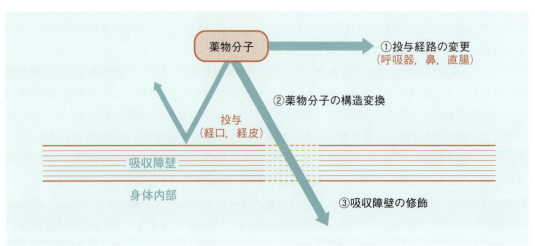

吸収改善の基本的考え方・方法【図1-10】

吸収障壁を克服するために多くのDDS技術が開発され，あるいは新しい投与経路の利用が進められている（図1-10）。これらの技術が開発されれば，多くの薬物に対して，注射以外の各種投与経路を利用した簡便かつ正確な薬物投与が可能になる。さらに，これらの技術は，血液-脳関門，胎盤関門その他の生体内障壁の透過性制御にも広く応用が期待され，これらの障壁で保護された部位へのターゲティングや逆ターゲティングの実現にも大きく貢献するものと思われる。

プロドラッグは，**図1-11**に示すように，薬物の化学構造を修飾した誘導体のうち，それ自身は不活性で，投与を妨げている障害をうまく回避し生体内に到達した後，元の薬物に復元され治療効果を発現するように設計されたもので，化学的手法を利用して体内動態の改善を図ったDDSと位置づけられる。多くのプロドラッグが，吸収障壁の克服，特に消化管吸収の改善を目的として開発されている。

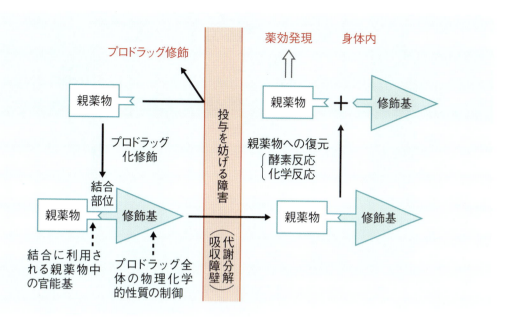

プロドラッグ化修飾による吸収障壁の克服や体内動態の改善【図1-11】

2 コントロールドリリースの基本的考え方

　図1-12は，コントロールドリリース型DDS製剤の機能を説明したものである．例えば，同一投与量の薬物を，1日2回あるいは6回に分割して一般製剤の形で経口投与した場合と，薬物を一定速度で放出する0次放出型コントロールドリリース型製剤を用いて投与した場合に得られる血中濃度パターンを比較すると，この薬物の治療域（治療効果が得られる血中濃度から副作用が発現する濃度までの間の濃度域）が図中に示されたものであった場合，1日2回投与では副作用発現域あるいは無効域に血中濃度が入る期間が常にあり，治療上問題となる（①）．一方，1日6回投与では定常状態に達した後の血中濃度は治療域に収まっているが，頻回投与による患者への負担を考えると，この投与法は現実的とはいえない（②）．これに対し，一定の速度で薬物を放出するコントロールドリリース製剤を利用すれば投与間隔にかかわらず理想的な血中濃度が得られ，あとは投与方法などを考慮して製剤の持続時間を任意に選択すればよいことになる（③）．現在，多くの薬物について治療域血(漿)中濃度が求められており，例えば，ジゴキシンでは0.9〜2μg/L，テオフィリンでは10〜20mg/Lという値が報告されている．

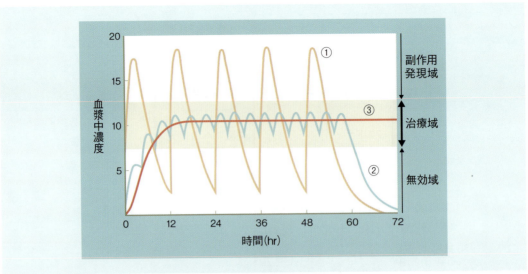

コントロールドリリース型 DDS 開発の基本的考え方(薬物徐放の目的)【図1-12】

　コントロールドリリースの最も理想的な形は，**図1-13**のようなセンシング／フィードバック機能を持った治療システムと考えられ，以下のような機能で構成される。
　① バイオセンサーなどを用いた治療効果や対象薬物濃度のセンシング
　② センシング情報を用いたファーマコキネティクス解析に基づく薬物供給パターンの設定
　③ 設定パターンに従った薬物の精密放出
　このような薬物投与装置は，対象薬物が内因性生理活性物質であれば"夢の人工臓器"とも位置づけられる。

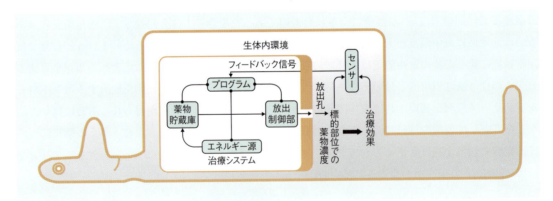

理想的なコントロールドリリースシステムの概念図【図1-13】

3 ターゲティングの基本的考え方

　医薬品の治療効果は，**図1-14**に示すように，体内に存在する特定の標的部位に薬物分子が作用することによって発現される。標的としては特定の臓器や悪性腫瘍のような細胞群，酵素や細胞レ

セプター，あるいは病原微生物などさまざまなものがあげられるが，いずれにしても生体に投与された薬物のうち，活性を保持したまま標的作用部位に到達した部分によってのみ治療効果は発現され，残りの部分は無効になるか，場合によっては不必要な部位に作用して副作用の原因となる。したがって，薬物を標的部位に選択的に作用させることは薬物療法を有効に行うための普遍的条件といえる。薬物に生体内で標的部位を指向する性質を与えることをターゲティングと呼ぶが，ターゲティングは，薬物体内動態の精密制御を目的とするDDSの考え方の中でも，最も基本的な概念と考えられる。

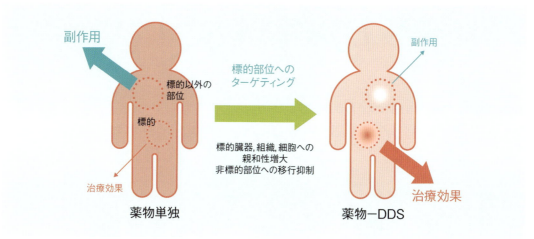

ターゲティング（標的指向化）の基本的考え方【図1-14】

5 薬物治療の最適化―DDS

　DDS技術は，細胞毒作用を作用機序とするため治療係数が小さく投与方法の難しい抗がん剤をはじめとして，循環器用薬，抗炎症薬など幅広い医薬品に適用されており，最近では，ホルモンやサイトカインなどのタンパク質医薬品の実用化，あるいは遺伝子治療の実現にDDSは不可欠の技術と考えられている。

　現在の薬物治療において，精密な薬物投与を実現する方法としては，図1-15に示すように，個々の患者レベルにおける遺伝子解析や肝臓や腎臓などにおける薬物処理能力など対象薬物の体内動態を決定する生理的パラメータの評価，あるいは薬物の血中濃度の解析を基盤として，得られた情報を投薬設計（投薬パターンの設定）にフィードバックするTDM（therapeutic drug monitoring：血中薬物濃度モニタリング，治療薬物モニタリング）などのアプローチと並んで，剤形や投与技術を工夫しこれらに特殊な機能性を付与することにより薬物の体内動態を制御しようとするDDSのアプローチが重要な役割を果たしている。これらは共に薬剤学を学問の基盤とし，現在の薬物療法において重要な役割を担っている。

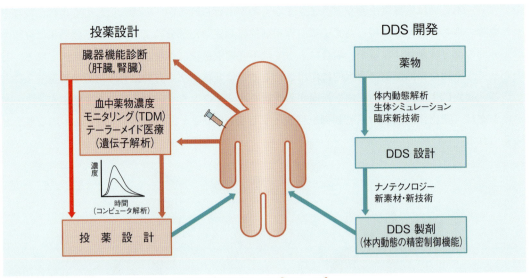

薬物投与精密化・薬物投与最適化のための2つのアプローチ【図1-15】

6 DDS技術が使われる疾患と薬物

　DDS技術の導入によって治療成績が改善された，あるいは改善が期待される疾患領域，薬物，利用されるDDS技術の関係を表1-1にまとめた。本表には，現在開発が検討されているものと，すでに市販されているものが含まれている。抗がん剤の多くは細胞毒であり，腫瘍細胞に限らず正常組織の細胞に対しても効果を発揮し，これが重篤な副作用の原因となる。DDS技術により腫瘍組織選択的に抗がん剤を送達することができれば，治療効果が増大し，副作用は軽減する。末期がん患者の疼痛管理においては麻薬の血中濃度の維持が重要であり，経口タイプもしくは経皮タイプのコントロールドリリース（放出制御）型製剤によりこれが達成され得る。

　生活習慣病の基礎疾患については，長期的，場合によっては10年以上にわたる薬物治療が必要であり，アドヒアランス（患者が積極的に治療方針の決定に参加し，その決定に従って治療を受けること）が問題になることが多い。1日1回，あるいは1週間に1回の投与を可能とする経口タイプの放出制御型製剤によりこの問題が解決され得る。インスリン治療については，頻回の血糖値測定と測定値に応じた投与が重要となるが，痛みを伴う作業ということもあり，これが適切に実施されないことが多い。センサー機能を付与した放出制御型製剤の開発が望まれる。

　自己免疫性疾患に対する罹患率が年々上昇している。過剰産生されるサイトカイン類あるいはそれらの受容体に対する抗体の有効性が実証されている。ただし，これらの抗体については，標的部位以外への移行に伴う副作用，抗体に対する中和抗体の産生，短い半減期などが問題となっており，DDS技術に大きな期待が寄せられている。また，臨床においてはステロイドの利用価値も大きい。ステロイドについては，副腎，骨などへの悪影響があり，その使用は限定されてきたが，ここでもDDS技術の適用が期待される。

DDS技術の導入によって治療成績が改善された,あるいは改善が期待される疾患と薬物【表1−1】

疾患／薬物	利用されるDDS技術	期待される薬物治療上のメリット
悪性腫瘍／抗がん剤	がん組織ターゲティング	治療効果増大,副作用軽減
子宮内膜症／LH-RH誘導体	注射CR	治療効果増大,頻回投与回避
がん性疼痛／麻薬	経皮CR,経口CR	アドヒアランス向上,副作用軽減
生活習慣病／生活習慣病治療薬	経口CR	アドヒアランス向上
糖尿病／インスリン	注射CR	アドヒアランス向上,頻回投与回避,血糖管理
臓器移植／免疫抑制剤	マイクロエマルション	経口吸収性の安定化
緑内障／ピロカルピン	局所型CR	治療効果増大,副作用軽減
ニコチン依存症／ニコチン	経皮CR	アドヒアランス向上
出血傾向／凝固因子	PEG化	頻回投与回避
内分泌異常／ホルモン	注射CR	アドヒアランス向上,頻回投与回避
自己免疫性疾患／各種抗体	ターゲティング 注射CR,PEG化	治療効果増大,副作用軽減 副作用軽減,頻回投与回避
潰瘍性大腸炎／ステロイド	消化管ターゲティング	治療効果増大,副作用軽減
花粉症／花粉症治療薬	ターゲティング	副作用軽減
喘息／ステロイド,β刺激薬	気管支ターゲティング	治療効果増大,副作用軽減
喘息／テオフィリン	経口CR	副作用軽減

CR:コントロールドリリース

　一般に治療満足度が低く,かつ有用な医薬品がないとされる疾患は多く,例えば,認知症,糖尿病性神経障害,加齢黄班変性症,糖尿病性網膜症,肝硬変,糖尿病性腎症,腹圧性尿失禁,エイズ,COPD,統合失調症,自律神経障害,変形性関節症,脳梗塞,脳出血,慢性腎不全,睡眠時無呼吸症候群などがその例にあげられる。これらに対する候補化合物はなくはないが,①作用部位に到達しない,②正常組織に対する作用が懸念される,③有効濃度域が狭い,④頻回投与が必要であるが経口投与で吸収されない,⑤薬物動態における個体間変動が大きい,などの問題が障害となって開発が断念されることも少なくない。先天性の疾患や不可逆的な疾患については遺伝子やアンチセンスオリゴ核酸,iPS細胞などが候補となる。DDS技術の活用に大きな注目が集まっている。

7 DDS製剤とQOL

　現在では，医療の目的として対象となる患者について，疾患を治療すること，疾患の発症を予防することとともに，

「今後の余命期間にわたる身体環境のQOLの積分値を可能な限り高めること」

が重要であると理解されている。QOLとは，quality of lifeの略であり，一般的には，人の生活の質，つまり，人がどれだけ人間らしい，望みどおりの生活を送ることができているか，を計るための尺度として用いられる概念である。QOLが高い状態を平易なイメージで表現すると**図1-16**のようになる。DDSは医療において高いQOLを実現するための強力な手段となっている。

　従来の医療では，しばしば疾病のみを注視し，疾病の治癒に重点がおかれてきた。すなわち，客観的な所見に基づいて疾病を把握し，治療方針を設定していたが，いくつかのケースで，患者が必ずしも望まない状態に誘導されることの是非が問題となり，真の医療とはどういうものかという議論につながった。例えば，進行がん患者に対する化学療法がそれであり，一時的にがんの増殖に抑制をかけ，数カ月程度の延命が期待されるものの，一方で，重篤な吐き気，貧血などにより，患者が継続して苦しむようなケースで，この治療を患者，あるいは患者の家族の同意を得ずに実施していいか，ということが論議の対象になった。また，植物状態の患者についても，人工呼吸器などの機器を装着し，点滴チューブ，導尿カテーテルなど多くの管をつけることによって，生命を維持することは可能であるが，このような状態で迎える死は，人格をもった尊厳ある人間の死といえるかということが論議された。このように，さまざまなケースで長期間にわたる論議があり，その結果，客観的な所見より患者の主観的な症候が重要であり，何よりも患者の自己決定権を尊重すべきという考え方が定着したのである。最近，患者中心の医療，チーム医療，全人的医療などといった言葉もよく耳にするが，これらもすべて，従来の医療に対する反省と，今後の医療の在り方に関する論議を経て生まれてきた言葉である。

　さて，QOLを維持する，QOLを向上させるために，医薬品に求められることは何であろうか。有効であり，副作用が発現しないこと，はもちろんである。ターゲティング(標的指向)化，コントロールドリリース(放出制御)型製剤の創出，薬物動態における個体内変動，個体間変動が少ないDDSの開発により達成され得るので，DDS技術に対する期待は大きい。しかしながら，患者の自己決定権の尊重という観点から，今後，患者指向のDDS製剤という発想も重要となる。具体的には，注射剤として流通している薬物を経口剤や経皮吸収型製剤として開発すること，1日3回の服用が必要な薬物を1日1回とすること，などである。このために，吸収促進やコントロールドリリースなどのDDS技術が必要になる。例えば，経口投与が不可能な末期がん患者は意外に多い。このような患者の疼痛管理は，従来では，注射剤で行っていたが，頻回の注射が少なからず在宅での治療を難しくしていた。人生の最後を病院で過ごすか，家族に囲まれて過ごすか，その違いの大きさは論じるまでもない(**図1-16**)。フェンタニルパッチ製剤の開発により，どれほど多くの患者のQOLが改善されたか，計り知れないのである。

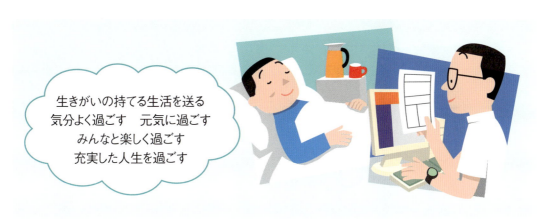

QOLが高い状態【図1-16】

8 サイエンスとしてのDDS

　薬物の体内動態は，全身，臓器，組織，細胞とさまざまな階層で起きている移行過程の総和である。したがって，DDSの考え方に基づいて，標的作用部位に必要な量を必要な時間送達させるためには，物質移動の観点から身体を1つのシステムとして捉え，そのシステムの特性やそれを構成する素過程の機構解析を通じた精密な動態制御が必要である（図1-17）。DDSの設計，評価においては薬物の体内動態を時間の関数として捉え数理学的に解析するファーマコキネティクスが重要な役割を果たす。一方，薬物の側から見た場合，治療効果は多くの場合，生体と薬物の間の分子レベルの相互作用によってもたらされる。しかし，最終的に生体に投与されるのは注射などの剤形であり，その中間段階で，高分子物質や分子集合体が材料として用いられる。このように物質の側から見ても，DDSの設計，開発においては，明確に階層を区別した議論が必要である。サイエンスとしてのDDSを考えるとき，極めて複雑な系である生体を制御や設計の場にしていること，また扱う物質と制御を目指す場である生体の間に相互に対応する関係で階層性があることは，創薬に限らず他の先端科学技術と比較したとき，DDS研究の大きな特徴となっている。

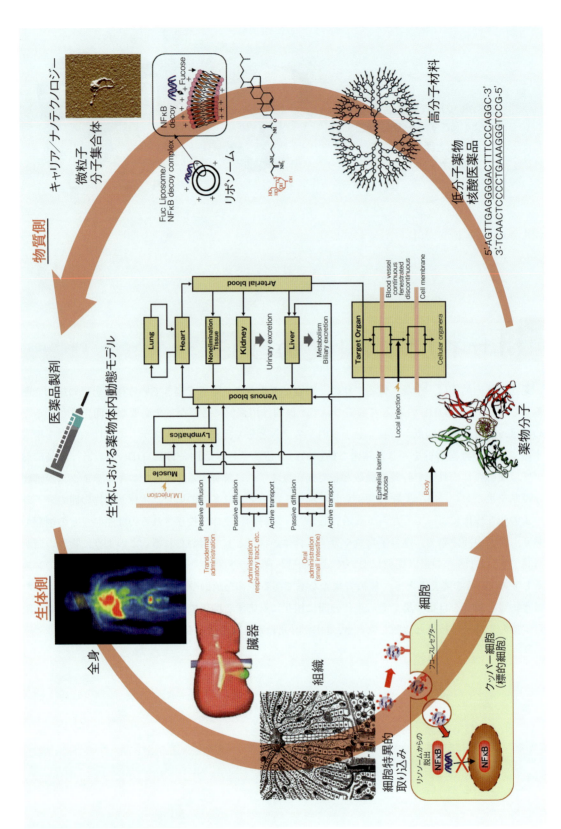

薬物動態制御の視点からみた身体とDDS技術の関係【図1-17】
体内動態とDDS設計における階層性

DDSの設計，開発を具体的に議論すると，例えば薬物ターゲティングの開発を目指したDDS製剤は，図1-18に示すように高分子物質，脂質微粒子，あるいは最近ではカーボンナノチューブなどの新材料を，動態制御の視点からはキャリア，機能性デバイス構築の視点からはプラットホームとして位置づけ，これに生体認識素子，治療薬分子，イメージング・診断材料，さらに外部エネルギーを受けるための材料など機能素子を総合的に組み合わせて開発される。ここでは，個々のパーツの機能特性のみならず，生体との相互作用の全体像が把握されなくてはならず，その意味でDDSは機能の総合化を目指すサイエンスであり，また分子レベルで複雑な構造・機能を創成する技術と位置づけられる。

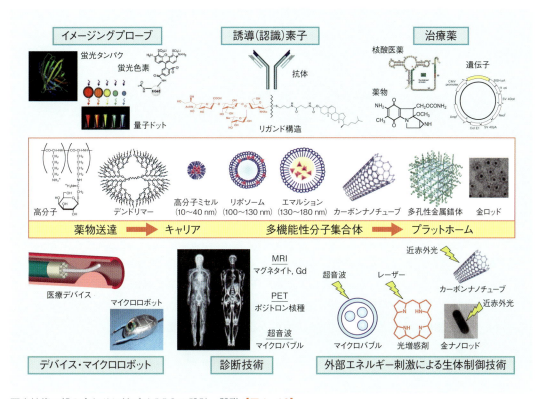

要素技術の組み合わせに基づくDDSの設計・開発【図1-18】

9 薬物体内動態とDDS機能のコンピュータシミュレーション

　生体に投与された薬物は，投与部位から循環血中に吸収され，各組織に分布し，代謝あるいは尿や胆汁への排泄によって消失する。この薬物体内動態の最適化を目指すDDSを合理的に設計・開発するためには，薬物体内動態を速度論的に把握することが重要である（図1-19）。
　生理学的モデルは，各組織の容積や血流量などの生理学的パラメータおよびタンパク結合や代謝速度などの生化学パラメータに基づいて，薬物の体内動態を記述するものである。これは，実体に即した機

構論的モデルであるため，in vitro 薬物代謝データなどを統合して全身での体内動態を予測したり，動物データからヒトでの動態にスケールアップしたりするのに応用できる。DDSによる薬物の体内動態制御を考察するためには，DDSキャリアと薬物のそれぞれに対して生理学的モデルを定義し，キャリアからの薬物放出（プロドラッグの場合は親薬物への変換）過程によって両モデルを連結することが必要となる。

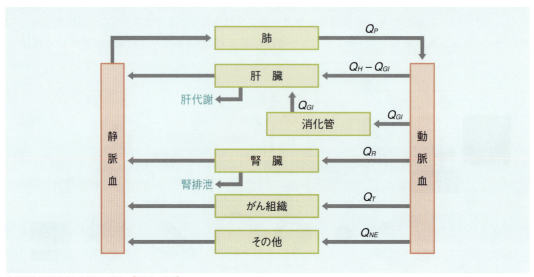

生理学的薬物速度論モデル【図1-19】

例をあげるとカペシタビンは，5-FUのトリプルプロドラッグであり，5′-DFCR，5′-DFURを経て最終的に5-FUに変換される。活性体である5-FUががん組織にて高濃度に保たれる一方，その血中濃度は低く，副作用が軽減される（図1-20）。薬物の体内動態を速度論的に把握することの意義，あるいは動態制御における速度論的シミュレーションの役割がここに理解される。

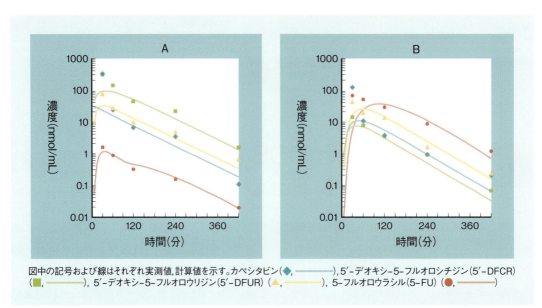

HCT116担がんマウスにおけるカペシタビン経口投与後の(A)血中および(B)がん組織中薬物濃度のシミュレーション【図1-20】
(Biopharm. Drug Dispos. 22：1-14(2001)より引用)

経口投与された薬物が門脈血に移行するまでには，製剤の消化管内移動，製剤からの薬物の溶出あるいは放出，薬物の消化管膜透過，代謝の回避といった一連のプロセスを経なければならない。このような消化管移動・吸収モデルに関する研究は古くから行われており，最近では拡張コンパートメントモデルを実装したソフトウェア（GastroPlus，Simcypなど）も市販されている。これらのモデルは，摂食時と空腹時における薬物溶出性や消化管運動性の違いを考慮して経口吸収をシミュレーションしたり，製剤の生物学的同等性の確保を目的として *in vitro* の溶出試験結果からバイオアベイラビリティを予測したりするのに用いられる。そのほか，薬物の代謝速度やその他の生理学的パラメータの個人間変動を考慮してバーチャルクリニカルトライアルを行うことによって，臨床試験を効果的にデザインし，臨床開発を効率化することにも役立てられる（図1-21，22）。

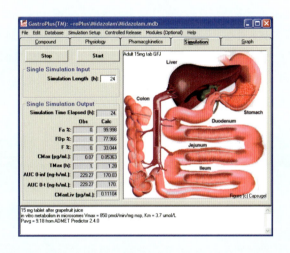

GastroPlus™ のユーザーインターフェース【図1-21】
（SimulationPlus, Inc. より資料提供）

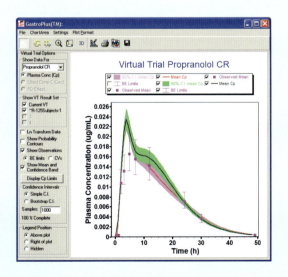

GastroPlus™ を用いたプロプラノロール徐放性製剤の血中濃度シミュレーション【図1-22】
（SimulationPlus, Inc. より資料提供）

10 新薬開発，レギュレーションにおけるDDS

　DDS医薬品は創薬の世界における1つの科学あるいは技術の概念として位置づけられるが，これを医薬品の開発，レギュラトリーサイエンスの側面から見ると，新規に開発されるDDS医薬品製剤は，新しく製造販売承認を受ける医療用医薬品の中の，新有効成分含有医薬品，新投与経路医薬品，新剤形医薬品などに分類され，治験が行われて製造販売承認の審査を受ける。これはまた要指導・一般用医薬品に分類される医薬品においても同様である。

　プロドラッグや高分子修飾タンパク質医薬，抗体−薬物結合体などは，化学的に新規物質となるので，新有効成分含有医薬品として前臨床試験，治験を行い審査が行われるが，この場合には，DDS機能が新薬開発のポイントになるので，化合物の規格，薬理作用，体内動態，毒性などに関して，DDS機能との対応が重要な視点となる。DDS技術によって投与経路を拡大した新投与経路医薬品の場合も，バイオアベイラビリティや毒性などに関する精査が必要である。

　製剤技術を用いて，コントロールドリリースやターゲティングの機能を付与したDDS医薬品製剤の場合は，既承認医薬品等と有効成分，投与経路および効能・効果は同一であるが，徐放化などの薬剤学的な変更により用法などが異なる新たな剤形の医薬品と位置づけられ，新剤形医薬品として開発され審査を受けることが多い。プラミペキソール塩酸塩など多くの薬物の経口投与型徐放性製剤，全身的効果発現を目的とするニトログリセリン，エストラジオールなどの経皮治療システム（TTS），前立腺がんおよび閉経前乳がんを効能・効果とするリュープロレリン酢酸塩の24週間持続型の徐放性注射製剤などは新剤形医薬品として開発されている。最近では，注射によるターゲティングあるいは臓器レベルでの動態制御を目的として，リポソームや高分子ミセルと呼ばれるDDS製剤技術の開発が進んでいる。これらを利用した医薬品製剤は，高度な機能を持ったDDSであるが，薬物の"容器"としてみれば多くの薬物に対して汎用性の高い剤形であり，その意味でDDS製剤として独立した機能を持つ製剤と位置づけられ，レギュレーションの視点からは，例えばリポソームの開発の指針として「リポソーム製剤の開発に関するガイドライン」が厚生労働省から発出されている。

　表1−1あるいは第2章以下で紹介されているように，さまざまなタイプのDDS医薬品がすでに実用化され医療に貢献している。こうした実用化，実臨床におけるDDS医薬品の存在の実態を理解するために，表1−2に実用化されているプロドラッグを整理した。

実用化されているプロドラッグの例（開発目的と機能による分類）【表1-2】

プロドラッグ化の目的	手法	プロドラッグ	ペアレントドラッグ（親薬物）	同類のプロドラッグ	備考（プロドラッグ化の他の目的など）
消化管吸収性の改善	脂溶性の増加	バカンピシリン	アンピシリン	レナンピシリン，タランピシリン	消化管に対する副作用の軽減（大腸への薬物到着の抑制による腸内細菌の安定化）
		カリンダシリンナトリウム	カルベニシリン	カルフェシリンナトリウム	
		フルスルチアミン塩酸塩	チアミン	ベンフォチアミン	選択的移行性の改善（神経細胞，心筋細胞等への取り込みの促進）
		テモカプリル塩酸塩	テモカプリラート		
		カンデサルタンシレキセチル	カンデサルタン		
		セフロキシムアキセチル	セフロキシム		
		セフポドキシムプロキシル	セフポドキシム		
		セフォチアムヘキセチル	セフォチアム		
		エナラプリル	MK-422（アンジオテンシン変換酵素阻害剤）		
		オセルタミビル	オセルタミビル活性体		
		オルメサルタンメドキソミル	オルメサルタン		
		フェノフィブラート	フェノフィブリン酸		
	吸収型トランスポーターの利用	バラシクロビル	アシクロビル		
	肝初回通過効果の軽減	エチニルエストラジオール	エストラジオール		
		メチルテストステロン	テストステロン		
消化管内安定性の改善	エステル化による溶解度の低下による耐酸性の改善	エリスロマイシンエチルコハク酸エステル	エリスロマイシン	エリスロマイシンステアリン塩酸	消化管吸収性の改善（脂溶性の増加）
選択的移行性の改善	血液脳関門の通過および脳内酵素による活性化	レボドパ	ドパミン		
		アニラセタム	γ-アミノ酪酸		
	標的組織に高発現する酵素による活性化	ドキシフルリジン	フルオロウラシル	カペシタビン	
	脂溶性の増加による肝臓への移行性の改善	シンバスタチン	シンバスタチンのヒドロキシ酸		
作用の持続化	プロドラッグ→親薬物の分解速度の調整	テガフール	フルオロウラシル		
		エノシタビン	シタラビン		
		シクロホスファミド	4-ヒドロキシシクロホスファミド		副作用の軽減
		デカン酸ハロペリドール	ハロペリドール		
		アラセプリル	カプトプリル		
		ニセリトロール	ニコチン酸		
		テストステロンプロピオン酸エステル	テストステロン	テストステロンエナント酸エステル	
		プレドニゾロン酢酸エステル	プレドニゾロン	プレドニゾロンコハク酸エステルナトリウム	
		ヒドロコルチゾン酢酸エステル	ヒドロコルチゾン		
		コルチゾン酢酸エステル	コルチゾン		
		エストラジオール安息香酸エステル	エストラジオール		
副作用の軽減		アセメタシン	インドメタシン	インドメタシンファルネシル	
		アンピロキシカム	ピロキシカム		
		イリノテカン	SN-38		水溶性の改善
		ロキソプロフェン	ロキソプロフェンのトランス-ヒドロキシ体		
水溶性の改善	塩による溶解度の増加	ヒドロコルチゾンコハク酸エステルナトリウム	ヒドロコルチゾン		
		リボフラビンリン酸エステルナトリウム	リボフラビン		
		デキサメタゾンリン酸エステルナトリウム	デキサメタゾン		
		クロラムフェニコールコハク酸エステルナトリウム	クロラムフェニコール		
矯味の改善	水に対する溶解度の低下	クロラムフェニコールパルミチン酸エステル	クロラムフェニコール		
		キニーネエチル炭酸エステル	キニーネ		

11 医薬品と剤形の開発の歴史——DDSが切り拓く未来の医療

　図1-23は，医薬品と剤形の開発の歴史を対比させて整理したものである。医薬品の歴史は人類の歴史とともにあるといわれるが，古代メソポタミアやエジプトの時代以来，18世紀末まではすべての薬は天然物起源であり，それを服用するためにガレヌス製剤と総称される丸剤や軟膏などの古典的製剤が用いられてきた。19世紀になると，天然物から医薬品の有効成分が抽出単離されて化学物質として取り扱われるようになり，さらに同世紀末からは化学工業の発展に伴って化学合成により多くの薬物が創製されて20世紀中頃には医薬品開発の黄金時代を迎えた。一方，剤形も著しい変化を遂げたが，錠剤，カプセル剤，注射剤など，現在も繁用されている剤形の大部分は19世紀中頃に開発され，20世紀に迎える医薬品の開発ラッシュを支える基盤となった。これらの剤形に対して，製剤技術的には現在に至るまでさらに多くの改良が積み重ねられているが，その原型が100年以上も前に確立されていたことは注目に値する。

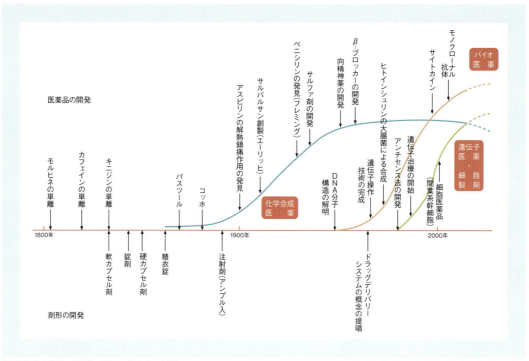

医薬品と剤形の開発の歴史【図1-23】

　こうして19世紀末に始まった医薬品開発の波は有機化学を基礎とし，外因性物質を利用する点を共通項として多くの優れた医薬品を生みだし，種々の疾病の治療に大きな貢献を果たした。しかしながら，このような基盤に立つ医薬品開発の波も，起点から100年以上を経過した現在，完成期を迎えた観があり，21世紀になってさらに新しい概念に基づいた医薬品創製が期待されている。1970年頃から，薬物投与に関する新しい考え方として意識され始めたDDSは，体内動態の精密制御という概念を薬物治療の世界に導入することによって，既存の薬物療法の限界を克服するアプローチ

の1つとして役割を果たしてきた．その意味で，DDSは"古い薬の装いを新しくする特殊な製剤手法"であったわけである．しかし，現在，医薬品の創製"創薬"の世界ではまったく新しい発想に基づく医薬品の開発が進められている．その1つは，本来生体の恒常性維持のために複雑なネットワークを構築して働いているサイトカインや抗体などの生理活性タンパク質で，バイオテクノロジーにより遺伝情報の翻訳に基づく工業生産が可能となったことから，医薬品として次々と開発されている．より新しいアプローチは遺伝情報そのものを人為的に制御することを目的とする遺伝子治療で，ここでは遺伝子の本体，あるいは遺伝子と相補的に結合して，情報の翻訳を阻害するアンチセンスDNAやメッセンジャーRNAを分解するsiRNAが，"医薬品"の概念に相当する物質として扱われている．また，再生医学と密接に関係づけられる細胞治療・細胞製剤の概念もすでに一般化し実用化されている．

　これらの新しい概念に基づく医薬品は，いずれも精密な体内動態の制御を実用化の必須条件としている．その意味で，図1-23に示される歴史的視点に立ったとき，かつて従来型製剤の導入が20世紀の薬物療法の興隆の礎となったように，DDS技術が"未来の医薬品のための受け皿となる投与技術"として大きな意義と責任を持つことが理解される．

　一方，医療あるいはより一般的に科学技術の進歩に目を向けると，医療においては，例えば臓器レベルでの疾患治療法として，臓器移植，培養組織移植，人工臓器を用いた臓器置換など種々の技術が開発されている（表1-3）．生体機能あるいは病態の解析・診断に関しても，医用電子工学（ME）の発達に伴い核磁気共鳴画像診断（MRI），超音波診断，X線CT診断，PETイメージングなどの技術が確立され，精度のよい生体情報が非侵襲的に得られるようになった．さらに，将来の医療においては，人工臓器，人工感覚器等の身体機能代替人工器官や体内埋め込み型診断・治療デバイスの利用も一般化すると予想されている．また，人工知能（artificial intelligence, AI）の進歩も，診断，医療機器の開発，薬物投与設計などに大きく貢献するであろう．将来，DDSはこれら多くの新技術と一体化して発展していくことが期待される．

将来のDDS開発と密接に関連する技術，研究手法の例【表1-3】

創　薬	ゲノム／プロテオーム／メタボローム解析 バイオインフォマティクス コンビナトリアルケミストリー(CC) ハイスループットスクリーニング(HTS) コンピュータ科学 　　数値解析・シミュレーションソフトウェア 　　人工知能(ニューラルネットワーク，ディープラーニング) 高感度分析技術(LC/MS/MS) 生理学的ファーマコキネティクス
薬物治療	薬物使用の適正化 血中薬物濃度モニタリング(TDM) サイトカイン療法 遺伝子治療 細胞治療
医療技術	臓器移植，人工臓器 核磁気共鳴画像診断(NMR)，X線CT診断，PETイメージング 超音波診断 ロボット手術，ステント留置術
新技術・材料	ナノテクノロジー，ナノバイオ技術 インテリジェントマテリアル Micro Electro Mechanical Systems(MEMS)
基礎科学	ゲノム編集 システムズバイオロジー，生体シミュレーション 分子進化工学 ファージディスプレイライブラリー

Section 2

DDSにおける制御の対象と技術

1 はじめに ― 橋田　充
2 薬物の吸収とその制御　1 ― 山本　昌
　　　　　　　　　　　　2 ― 橋田　充
3 コントロールドリリース　1, 2 ― 橋田　充
　　　　　　　　　　　　3 ― 佐久間信至
4 ターゲティング ― 西川元也

Section 2 DDSにおける制御の対象と技術

DDSの開発においては，治療上の目的あるいは制御の対象とする体内動態プロセスに応じて，さまざまな技術が開発され医療に応用されている。

1 はじめに

　DDSは目的により大きく吸収改善，コントロールドリリース，ターゲティングの3種類に分類される。Section 1において，それぞれの基本的考え方や治療上の意義が説明された。ここでは議論を深めて，目的ごとに汎用されているDDS技術をそれぞれが対象とする動態過程の特性や動態制御の機構などと対応づけて解説する。本書では，Section 1および2に続き，以後，開発されているDDS医薬品やDDS技術を，投与部位(Section 3 – 5)，技術的背景(Section 6，7)，将来の医療における役割(Section 8，9)，次世代のDDS技術(Section 10)，医療全体におけるDDSの将来像(Section 11)の順で取り上げることにより，DDS医薬品・技術の全体像が重層的に理解されるように構成されている。

2 薬物の吸収とその制御

■1 薬物の投与経路と全身循環への到達

　薬物の投与経路の選択は，治療効果を左右する重要な要因の1つである。一般に，薬物投与には，経口投与と注射による投与が汎用されているが，前者の場合，患者自身による服用の簡便さ，安全性に優れているものの水溶性薬物や高分子薬物が十分に吸収されないという欠点がある。また後者の場合も速効性という点に利点があるが，患者の苦痛ならびにアレルギーやアナフィラキシーショックの発現などの問題を抱えている。したがって，現在ではこうした従来型の投与方法以外に，全身作用発現を目的とした薬物の新しい投与経路として，直腸，鼻腔，眼，肺，膣，皮膚などを利用する研究が進められている。

① 消化管(胃，小腸，大腸)(図2-1)

　薬物の投与経路として最も一般的な経路は，経口投与である。経口投与された薬物は速やかに食道を通過し，胃へ運ばれる。胃は消化管中で最も膨大した部分であり，その入り口は噴門，十二指腸への出口は幽門と呼ばれ，その間は胃底部，胃体部，幽門部に分けられる。胃壁は粘膜，粘膜下組織，筋層，漿膜の4層より構成されているが，小腸とは異なり絨毛(villi)は存在しないので吸収

の有効表面積は小さく,一部の薬物を除いては吸収部位としての役割は小さい。しかしながら,薬物が胃内から排出される速度(胃内容物排出速度,gastric emptying rate (GER))は薬物の吸収速度に大きく影響する。

また小腸は,十二指腸,空腸,回腸からなり消化管中で最も長く,ヒトの場合直径4cm,長さは6〜7mに達する。またその管腔側表面は大きなひだ,絨毛(villi)と呼ばれる小さな突起,さらに小さな微絨毛(microvilli)で覆われている。したがって,有効表面積が非常に広く,栄養物質をはじめ多くの薬物が吸収されるのに適している。しかしながら,脂質二分子膜で構成された細胞膜を持つ上皮細胞が非常に密に表面を覆っているので脂溶性薬物は効率よく吸収されるが,水溶性の高い薬物や高分子薬物の透過性は大きく制限される。また,薬物が肝臓で初回通過効果を受ける場合は,バイオアベイラビリティが低くなる。

一方,大腸は盲腸,結腸,および直腸の総称で,ヒトでは全長170cm,太さ5〜6cmの器官である。大腸の主な生理機能は,水や電解質の吸収ならびに排泄物の貯蔵,排出である。結腸は大腸の大部分を占め,上行結腸,横行結腸,下行結腸とS字結腸に分けられる。大腸粘膜の基本構造は円柱状の上皮細胞よりなっているが,若干のひだがある程度(半月ひだと呼ばれている)で絨毛が存在しないため表面積は小さい。しかしながら,大腸では小腸に比べてタンパク分解酵素の活性が低いので,これら酵素により分解する生理活性ペプチドの吸収部位としての可能性が期待できる。

② **直腸**(図2-2)

直腸は消化管の最後に位置し,経口投与された薬物の吸収にはほとんど関与しないが,坐剤投与においては薬物の吸収部位となる。直腸表面も上皮細胞に覆われており,脂溶性の高い薬物は効率よく吸収される。直腸の解剖学的特徴としては,中部および下部に分布している中直腸静脈,下直腸静脈が門脈を経由せず,内腸骨静脈を経て直接下大静脈につながることがあげられる。したがって直腸に投与された薬物のうち,中部または下部から吸収された薬物は肝臓における初回通過効果を回避することができる。また,直腸投与では管腔内に分泌される消化液による希釈が少ないので,吸収促進剤の作用が発現しやすいことが知られている。したがって,アンピシリンやセフチゾキシムの坐剤に吸収促進剤であるカプリン酸ナトリウムが添加物として用いられている。

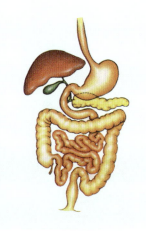

消化管(胃,小腸,大腸)【図2-1】

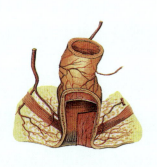

直腸【図2-2】

③ 口腔(図2-3)

　口腔粘膜は緻密な重層扁平上皮に覆われており，粘膜下には多数の血管が存在している．口腔から吸収された薬物は内頸静脈を通り心臓に達し，全身循環血に入るので，腸管や肝臓における初回通過効果を回避することができる．口腔粘膜に適用する製剤としてはニトログリセリン，イソプロテレノールの舌下錠，メチルテストステロンのバッカル錠などが実用化されている．また，口腔粘膜付着性製剤としては，Synchron®(ニトログリセリン)が代表的な製剤であり，粘着性高分子を用いて口腔粘膜に製剤を付着させ，血漿中濃度のばらつきを小さくしている．また，局所作用発現を期待した口腔粘膜付着性製剤としては，アフタッチ®(トリアムシノロンアセトニド)が，アフタ性口内炎治療薬として実用化されている．

④ 鼻腔(図2-4)

　鼻腔は，鼻前庭，呼吸部，臭部からなり，その表面は粘膜で覆われているが，その性状は部位により異なる．このうち，薬物の吸収は鼻腔下部の大部分を占めている呼吸部で行われる．呼吸部粘膜は多列繊毛上皮で覆われており，これは粘液を奥のほうへ押しやる働きをしている．一方，粘膜下には脈管系が発達しているので，鼻は組織的にみても吸収部位として有利な性質を有する．また，鼻粘膜から吸収された薬物は直接体循環に入るため，肝臓における初回通過効果を回避できるので，全身作用発現を目的として薬物，特にペプチド性医薬品の経鼻投与が実用化されている．具体例としては，DDAVP(1-deamino-8-D-arginine vasopressin，デスモプレシン)が尿崩症の治療薬として，またゴナドトロピン放出ホルモンアゴニスト製剤であるSynarel®(ナファレリン)およびSuprefact®(ブセレリン)が不妊症の治療薬として用いられている．また，鼻腔内適用の粘膜付着性製剤としては，リノコート®(プロピオン酸ベクロメタゾン)が市販されており，アレルギー性鼻炎の治療に用いられている．

　さらに最近，薬物を脳に移行させる際，血液-脳関門(blood-brain barrier)を介さない経路として，鼻腔から脳脊髄液(cerebrospinal fluid, CSF)に直接移行させる経路も検討されている．こうした経路を用いれば，従来，血液-脳関門を透過しにくかった薬物を脳に送達させることが可能であり，新しい薬物の脳移行経路として注目されている．

⑤ 眼(図2-5)

　眼への薬物投与は，従来局所作用の発現を目的として行われてきたが，最近では全身作用を目的とした薬物の投与経路として注目されている．例えば，分子量の大きい生理活性ペプチドであるインスリンにある種の吸収促進剤を添加することにより，眼粘膜からインスリンを吸収させようとする試みが報告されている．このように全身作用発現を期待する場合，薬物の結膜から全身循環系への移行が重要になる．一方，局所作用薬では主に角膜が薬物の重要な吸収経路であり，また涙液による洗い流しが問題となるため，結膜嚢における滞留時間を長くする製剤設計が望まれる．たとえば，オキュサート®は，まぶたの内側に挿入すると放出制御膜の働きによって一定速度でピロカルピンを1週間以上にわたって放出し，かつては緑内障の治療に使われた．

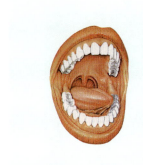 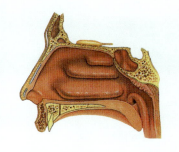 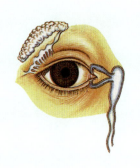

口腔【図2-3】　　　　鼻腔【図2-4】　　　　眼【図2-5】

⑥ 呼吸器（肺）（図2-6）

　呼吸器への薬物投与は，吸入麻酔薬や喘息治療薬を対象に行われている．一方，肺はガス交換を効率よく行うため，肺胞は小腸に匹敵するきわめて広い表面積を持っており，また肺胞の管腔面から毛細血管までの距離もきわめて短いことが知られている．したがって，吸入麻酔などだけでなくインスリンなどの高分子薬物の経肺吸収も期待される．呼吸器への薬物投与は，エアロゾルなどの剤形を用いて行われるが，各部位への到達性は，用いるエアロゾルの粒子径によって左右される．すなわち，薬物を細気管支まで到達させたい場合は6μm程度の粒子にすることが，また肺胞まで到達するようにするためには0.5〜1μm程度の粒子が必要である．

⑦ 腟，子宮（図2-7）

　腟粘膜は扁平上皮で形成されており，その表面はデーテルライン桿菌によりpH 4〜5に保たれている．この粘膜の形態は年齢や性周期により変化するため，これに伴い薬物の吸収が影響される．一方，子宮は腟，子宮頸管の奥にある非常に血管網に富んだ生殖器である．薬物を子宮腔内に適用するための製剤としては子宮内避妊システムミレーナ®がある．この製剤はプラスチック製でT字型の形をしており，主薬であるレボノルゲストレルを数年にわたって一定速度で放出して避妊効果を発揮する．

⑧ 皮膚（図2-8）

　皮膚は，表皮，真皮，皮下組織の3層から構成されている．表皮の最も外側は角質層と呼ばれるケラチンマトリックスで満たされた死んだ細胞層に覆われており，この構造が水の蒸散や外部からの物質侵入に対する最大の障壁となっている．皮膚表面にはこのほか毛嚢，皮脂腺，汗腺などの付属器官が存在し，一部の薬物はこうした経路からも皮膚を透過するが，一般的には角質層を通る経路の寄与が大きいと考えられている．また，脂溶性薬物は一般に皮膚を比較的透過しやすく，ニトログリセリンや硝酸イソソルビドを主薬とした経皮治療システム（Transdermal Therapeutic System, TTS）が開発されている．

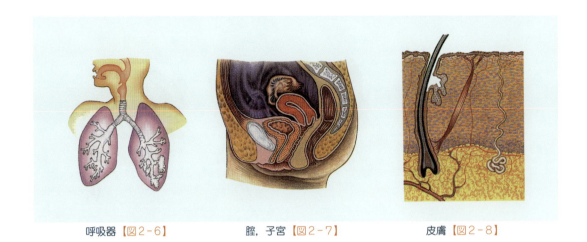

呼吸器【図2-6】　　　　腟, 子宮【図2-7】　　　　皮膚【図2-8】

2 吸収改善の方策と技術

　経口投与は薬物の投与経路として最も一般的であり，医薬品生産額の約60％を経口投与製剤が占めている。経口投与製剤を投与した際の薬物の吸収は，製剤の消化管内移動と薬物の放出に連続して起こる。消化管の製剤の移動にはある程度の時間を要し，その間に消化管内のpHが酸性から中性，弱アルカリ性へと変わるとともに，製剤および薬物はさまざまな消化酵素や消化管内容物と接触する機会を持つ。こうした複雑な環境の中で，薬物は製剤から放出され最終的に分子として溶解した状態で，上皮細胞から構成される消化管粘膜を介して吸収される。しかしながら，薬物によっては消化管内で不安定であったり，粘膜の透過性が低いため，経口投与製剤としての開発が難しい場合も多い。また薬物分子自体の消化管からの吸収性が良好であっても，吸収経路の途中における代謝による分解など種々の理由により通常の製剤で投与しても治療目的にかなった血中濃度が得られないこともある。こうした問題を解決するために，①投与経路の変更，②吸収障壁の修飾，③薬物の分子構造修飾などの方策や技術の導入が行われている。

　経口投与や経皮投与が抱える問題を克服するアプローチの1つとして，**図2-9**のように，体に存在する種々の粘膜部位に薬物を投与し吸収を図る試みが考えられる。従来，こうした部位は局所作用を目的とする場合にのみ薬物投与部位として意識されてきたが，いずれの部位においても肝臓における初回通過効果による分解を回避できるという大きな利点があり，現在では十分な吸収速度を確保して全身治療を目的とした薬物投与に利用しようとする試みが多数行われている。それぞれの投与経路において，適用部位の形状や粘膜の構造などが異なるため，特性をうまく利用した投与法，DDSの開発が必要である。

①投与経路の変更

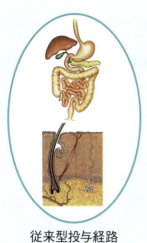
従来型投与経路

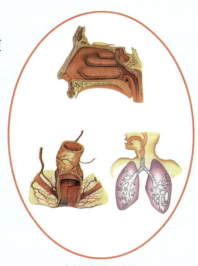
新規投与経路

投与経路の変更による吸収改善【図2-9】

　本来消化管粘膜や皮膚などの体表面から吸収されない医薬品を，効率よく吸収させるため，下記のようなさまざまな技術が利用されている。
　① 薬物に対して選択的作用を有する吸収促進剤，酵素阻害剤の開発
　② 多目的に利用可能なプロドラッグ修飾基の開発
　③ 糖，アミノ酸などの生理的トランスポーターを利用する輸送システム
　④ 電気泳動や高圧噴射など物理学的，機械的手法を駆使した薬物投与技術の開発
　図2-10のように，障壁に作用しその性質を変化させることにより薬物の透過を改善する物質，すなわち吸収促進剤を開発する試みは種々の投与部位に対して行われている。一方，ペプチドやタンパク質は経口投与後，胃酸および小腸粘膜や肝臓に存在する酵素により分解を受けやすいことが知られているので，こうした薬物の分解の防止を目的とした剤形修飾なども検討されている。

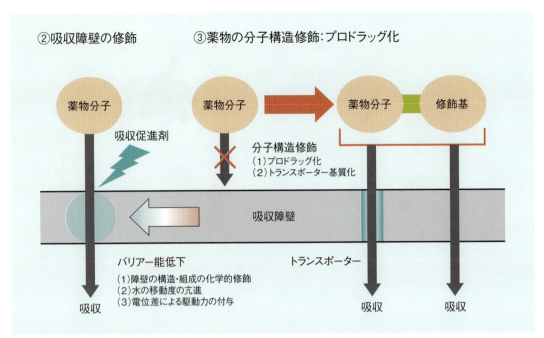

吸収改善のための技術【図2-10】

　プロドラッグ化は，化学的手法を利用して体内動態の改善を図ったDDSであるが，吸収改善に関しても多くの実用化例がある。吸収促進を目指したDDSの中には，小腸上皮細胞に存在する生体必須物質に対する特殊輸送系の利用を考えるアプローチもある（図2-10）。

3 コントロールドリリース

1 コントロールドリリースの目的と技術

　医薬品が有効かつ安全に作用するためには，標的部位に到達するだけでなく，その場に望ましい濃度で望ましい時間存在することが必要である。このために，薬物体内動態を時間的視点より制御するコントロールドリリースの考え方はきわめて重要である。

　現在実用化されているコントロールドリリース型DDS製剤は，大きく全身レベルでの作用発現を目的としたものと，投与局所での作用発現を目的としたものに分けられる（図2-11）。全身作用を目的としたものには，経口投与や経皮投与されるもの，あるいは皮下に注入や埋め込みを行って薬物を徐放するシステムなどがあるが，いずれも血中濃度の維持が当面の目標となる。これに対し，局所での作用発現を目的とした眼内治療システムや子宮内避妊システムの場合には，長期間にわたって徐々に放出された薬物はその近傍において吸収されて治療効果を発現し，全身循環にはほとんど到達しない。

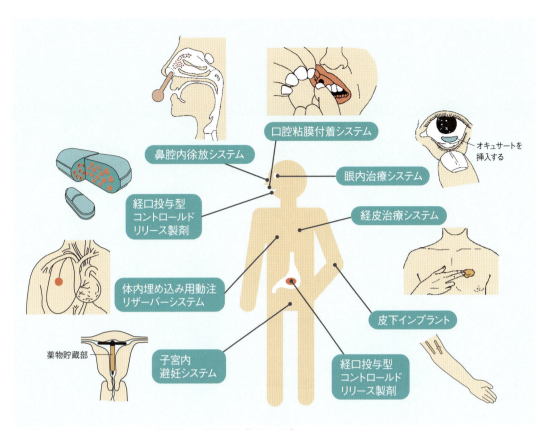

実用化されているコントロールドリリース型DDS【図2-11】

2 注射・注入型コントロールドリリース製剤

　注射剤は直接血管内または組織内に投与されるため，薬物が速やかに作用点に達し，速効性でかつ利用率が高いことが特長である．しかし，薬物のなかには，体内からの消失が速いため頻回投与を必要とするもの，投与直後の血中濃度が高くなりすぎると副作用が現れる危険性が高いもの，また，薬効増強のために一定の血中濃度を長時間持続させることが必要なものが多くある．これらの薬物の有効性を増大させるために，さまざまなタイプの注射・注入型コントロールドリリース製剤が開発されている（図2-12）．以下では，例として実用化されているもの，あるいは研究段階のものを併せて示す．

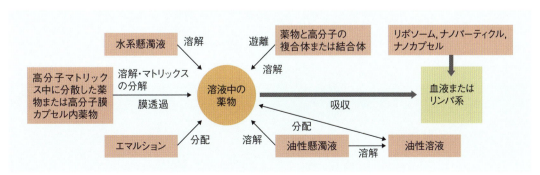

各種注入型コントロールドリリース製剤における薬物吸収プロセスと吸収の遅延化の機構【図2-12】

① 水系懸濁液

　懸濁液を筋肉内または皮下に投与すると，水溶液よりも薬効が持続化される。これは，注射局所から吸収されて消失していく溶解状態の薬物を，懸濁粒子から持続的に補充することができるためである。

　インスリンは亜鉛塩とすることにより溶解度が下がり，懸濁状態となって徐放化される。その溶解速度は，懸濁粒子の結晶性を変えることでもコントロールできる。また，水溶性タンパク質のプロタミンと不溶性の複合体であるイソフェンインスリンを利用した遅効（持続）型製剤，および速効型との混合品である中間型持続製剤がある。最近は超速効型や持効型のインスリン製剤など，さらに多くの吸収パターンの製剤が開発されている（**表2－1**）。

　また，主として関節内や炎症局所に適用されるヒドロコルチゾンやデキサメタゾンなどのステロイド剤は，酢酸や三級ブチル酢酸エステルとすることにより懸濁液注射剤化され，局所において徐々に水解され遊離型になるので効果が持続する。

市販されているヒトインスリン製剤【表2－1】

分類	性状	成分
速効型	溶液	溶解性インスリン
中間型	懸濁 懸濁 懸濁	混合製剤（溶解性インスリン＋イソフェンインスリン） インスリン亜鉛 イソフェンインスリン
遅効（持続）型	懸濁	結晶性インスリン亜鉛

② 複合体，高分子プロドラッグ

　薬物が高分子と化学結合するか，または複合体を形成すると，その体内挙動は大きく変化する。すなわち，投与後，高分子は投与部位で滞留しやすく，主に高分子化体から遊離された薬物のみが吸収されるため，その遊離速度をコントロールすることにより持続化が得られる。

　マイトマイシンCを高分子デキストランと化学結合させ高分子化すると，投与部位での滞留性が増大し，さらに徐々に遊離されたマイトマイシンのみが吸収されるため作用の持続化が得られる。

　高分子抗がん剤ジノスタチンスチマラマー（SMANCS®）はネオカルチノスタチンにスチレン・マレイン酸共重合体を化学結合させたもので，生体内での安定性が改善され，また親油性となることにより，油性懸濁剤として腫瘍局所での滞留性と抗腫瘍効果の持続化を目的にかつて使われた（**図2－13**）。

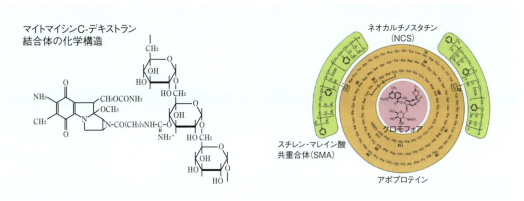

高分子抗がん剤の例（マイトマイシンC-デキストラン結合体，ジノスタチンスチマラマー）【図2-13】

③ マイクロカプセル，マイクロスフェア，ペレット

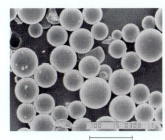

酢酸リュープロレリン／PLGAマイクロスフェア【図2-14】（小川泰亮先生より提供）

高分子膜や高分子マトリックスにより薬物の放出を制御できる。高分子としては主に生体内分解性のものが用いられ，マイクロカプセル，マイクロスフェア，あるいはペレット型の植込剤として投与される。酢酸リュープロレリンの乳酸グリコール酸共重合体（PLGA）マイクロスフェア（リュープリン®）は平均粒子径約20μmの微粒子であり，皮下または筋肉内に懸濁液として投与後，生体内で高分子が徐々に分解することにより，4～5週間にわたり0次に近い制御された速度で薬物を放出し，1カ月あるいは3カ月間隔の投与を可能とした（図2-14）。最近では，24週間持続型の徐放性製剤も開発されている。また，酢酸ゴセレリンのPLGAマトリックスペレット製剤（ゾラデックス®）は，直径約1.2 mmで長さが約10 mmほどのロッド状の製剤で，皮下に16ゲージ針の専用注入器により投与された後，4週間にわたって薬物を放出するように設計されている。

④ エマルション，油性溶液，油性懸濁液

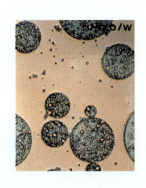

S/O型エマルションを水中に再分散させて調製した多相エマルションの顕微鏡写真【図2-15】

エマルションは水または油の通常は均一に混ざりあわない2種の液体を混合し，いずれかを他方の液中に乳化剤によって粒子状に分散させたものである。エマルションには油中水型（W/O），水中油型（O/W）エマルション，および油中水中油型（O/W/O），水中油中水型（W/O/W）エマルションなどの多相エマルションがある。

エマルションとすることにより，内相中薬物の放出速度をコントロールし，またリンパ指向性を上げることができる。ブレオマイシンを，分散相がゼラチンゲル水溶液からなるS/O型エマルションの形で投与することにより，組織滞留性およびリンパ移行性が増大し，小児リンパ管腫に対する治療効果が著しく高まった（図2-15）。

油性溶液は投与部位での滞留性が高いことから薬物の放出を持続化させることができる。エストラジオール，ゲストノロンなど卵胞，黄体ホルモンの難水溶性エステル油性デポ製剤が市販されている。

油性懸濁製剤の場合は，固体薬物粒子の油への溶解過程と油溶液から水溶液への薬物分配過程，および固体粒子の水性媒体への直接的な溶解によって薬物放出はコントロールされる。

⑤ リポソーム，ナノパーティクル，ナノカプセル

リン脂質の脂質二重膜によって形成されたカプセルであるリポソームと，高分子を膜成分やマトリックス基剤に用いたナノカプセルやナノパーティクルは，コントロールドリリース型微粒子製剤として検討されている。これらはミクロン以下のサイズをもち，静脈内にも投与可能である。また，これら微粒子製剤ではpHの変化や温度変化に応答して薬物を放出する，刺激応答型の放出制御製剤としての研究も盛んに行われている。

⑥ コントロールドリリース用持続注入器

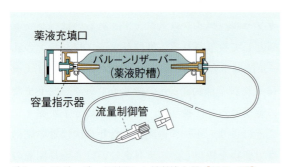

バルーンリザーバーを利用した持続注入器【図2-16】

薬物の血中濃度を一定に維持するために持続静脈内注入，点滴法が広く用いられている。最近は，精巧な微量注入ポンプや携帯可能な小型ポンプが実用化され，さらに注入速度が自由にプログラミングできる注入器も開発され，糖尿病におけるCSII（持続皮下インスリン注入療法, continuous subcutaneous insulin infusion）やがん性疼痛管理などに応用されている。また，体内埋込カテーテルにより，直接病巣部位や薬効発揮部位に薬物を持続的に送り込むことも可能となった。

ポンプを用いて定速注入する方式としては，シリンジポンプ型が主流を占めているが，図2-16のように一定の圧力で収縮するエラストマーの袋を薬液リザーバーとして用いるバクスターインフューザー®や，体内埋込式でフレオンのガス圧により注入を行うインフューゼイドポンプ®などの方式もある。

生体内におけるホルモンなど生理活性ペプチドの分泌は必ずしも一定でなく，必要に応じて変動したり，一定間隔のパルス型で分泌されるケースが多くある。たとえば糖尿病の場合，血糖値の変動に対応したプログラムでインスリンを注入することが望まれる。そこで，より精密な血糖コントロールが行えるように，患者の一日の血糖値プロフィールからインスリン量を設定したものをプログラム化し，それに従ってインスリンを放出できる注入器が開発されている。

⑦ 薬物溶出ステント

血管や気管など人体の管状の部分を管腔内部から広げる医療機器をステントと呼び，多くの場合，金属でできた網目の筒状のもので，治療する部位に留置する。急性心筋梗塞の治療を目的として冠動脈の狭窄している部分にステントを留置する場合，ステントに血栓ができるステント血栓症の発生の可能性があり，この予防のためにステント材料のポリマーからエベロリムスなどの薬物を長期

溶出させ再狭窄を防ぐ，薬物溶出ステントが開発されている。

⑧ 皮下埋込式カテーテルシステム

　近年，動静脈内，腹腔内あるいは硬膜外腔内などにカテーテルを留置し，抗がん剤，オピオイド系鎮痛剤の局所への注入，あるいは中心静脈栄養を行うことが一般化している。体内埋込式薬液投与システムはカテーテルを接続したポートを皮下に埋込んで，必要に応じて体外から薬液を注入するシステムで，感染などの危険性が減り，また在宅療法も可能となり，患者のQOL（quality of life）の向上に寄与している（図2-17）。

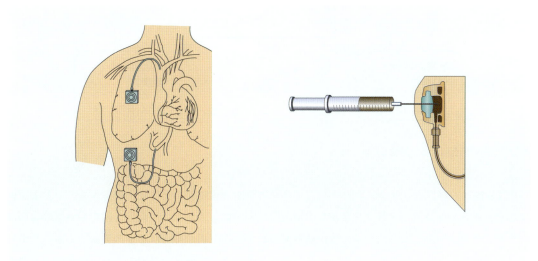

皮下埋込式カテーテルシステム（ポート）【図2-17】

③ 経口コントロールドリリース製剤の原理と基本技術

　経口投与された製剤は，消化管内を移動しながら薬物を放出する。放出された薬物は，消化管膜を通して吸収された後，門脈から肝臓を経て，全身循環血に移行する。薬物の吸収性は，図2-18に示すように，薬物自体の物性，製剤の特性および消化管の生理的要因によって決定される。薬物の吸収に寄与する胃の表面積は小腸に比べて著しく小さく，胃内滞留時間も短いことから，薬物の物性にかかわらず，その主要な吸収部位は小腸となる。主な経口投与型コントロールドリリース製剤は，胃から小腸にかけての薬物放出を制御することにより，望ましい血中薬物濃度を得るように設計されている。

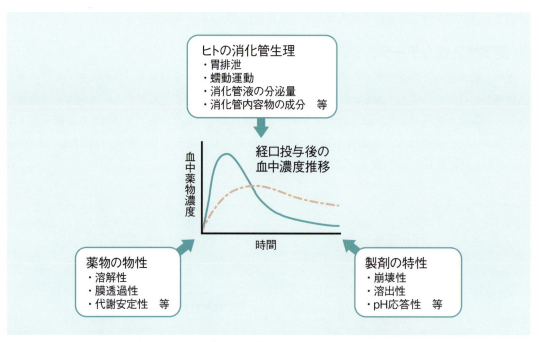

経口投与剤の消化管吸収に影響を及ぼす要因【図2-18】

　図2-19は，経口投与型コントロールドリリース製剤の代表的な薬物放出制御システムおよび同システムからの薬物溶出プロファイルを示す。膜透過制御システムは，高分子膜を用いて薬物の放出をコントロールしており，一定の放出速度すなわち0次放出が得られるシステムである。マトリクス拡散制御システムは，ワックス，多孔性プラスチック，高分子などのマトリクス中での薬物の拡散を制御することにより薬物の放出をコントロールしており，薬物の放出率は時間の平方根に比例する（Higuchi式）。その他，図2-20に示すように，半透膜を通して浸入する消化管水分によって浸透圧を高め，放出口より一定速度で薬物を長時間放出する浸透圧ポンプシステム（Osmotic-controlled Release Oral-delivery System（OROS））や，薬物を不溶性のイオン交換樹脂に吸着させ，消化管内のナトリウムイオンやカリウムイオンなどとのイオン交換反応を利用して薬物を放出するイオン交換システムも開発されている。

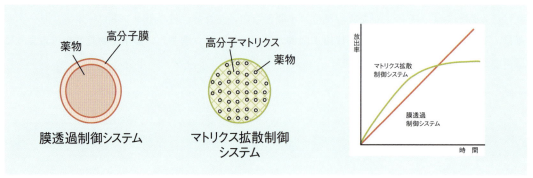

経口投与型コントロールドリリース製剤の代表的な薬物放出制御システムおよび同システムからの薬物溶出プロファイル【図2-19】

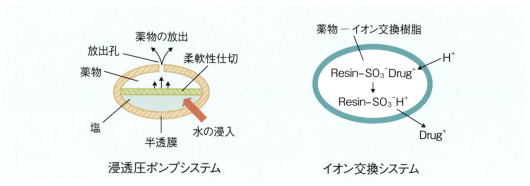

浸透圧ポンプシステムおよびイオン交換システムの概略【図2-20】

　経口投与型コントロールドリリース製剤は，その形状から，マルチプルユニット製剤とシングルユニット製剤に大別される。顆粒剤，あるいは顆粒を充填したカプセル剤が前者に含まれ，錠剤が後者に含まれる。製剤からの薬物放出を制御する手法として，各ユニットにコントロールドリリース機能を付与する以外に，**図2-21**に示すように，胃内で薬物を速やかに放出する速放性ユニットと徐放性ユニットとの組み合わせも用いられる。徐放性ユニットとしては，胃から小腸にかけてゆっくりと薬物を放出する時間依存型のユニットや，pHの低い胃内で薬物を放出せず，中性付近のpHの腸内で薬物を放出するpH依存型の腸溶性ユニットが用いられる。このような組み合わせ製剤を用いることにより，血中薬物濃度の速やかな立ち上がりと持続が可能となる。

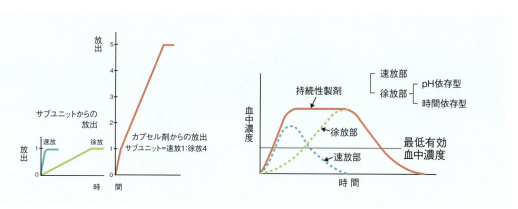

速放性ユニットと徐放性ユニットとを組み合わせた経口投与型コントロールドリリース製剤からの
薬物溶出プロファイルおよび同製剤を経口投与した後の血中薬物濃度プロファイル【図2-21】

① 顆粒剤形のマルチプルユニット製剤

　顆粒剤形のマルチプルユニット製剤の代表例を**表2-2**にまとめる。L-ケフラール顆粒およびL-ケフレックス顆粒は，pH6.8以上で溶解するヒプロメロースアセテートサクシネートでコーティングした腸溶性顆粒と速放性顆粒を組み合わせた製剤である。テオドールドライシロップおよびテオドールシロップは，水不溶性のセルロース誘導体で構成された緻密なマトリクス構造中にテオフィリンを均一に分散させたマトリクス拡散制御システム型の徐放性微粒子（数10μm）を基本単位としている。この微粒子をD-マンニトール等の添加剤と造粒した製剤が前者であり，高濃度D-ソルビトール液（薬物放出は抑制されている）に懸濁させた製剤が後者である。一方，テオドール顆粒およびセレニカR顆粒は，膜透過制御システムを採用した徐放性顆粒である。両者ともに，薬物を含有する核を水不溶性高分子でコーティングし，同高分子膜を通して薬物放出を制御している。テオドール顆粒は，徐放性顆粒をさらに白糖でコーティングし，製品としている。一方，製品としてのセレニカR顆粒は，徐放性顆粒（水不溶性高分子としてエチルセルロースを使用）をさらにpH5.5以上で溶解するメタクリル酸コポリマーLでコーティングした腸溶性の徐放性顆粒である。

顆粒剤形のマルチプルユニット製剤の代表例【表2-2】

速放性顆粒＋腸溶性顆粒	胃溶性顆粒／腸溶性顆粒	L-ケフラール顆粒 （セファクロル） L-ケフレックス顆粒 （セファレキシン）
徐放性顆粒 （マトリクス拡散制御 システム型）	薬物／水不溶性高分子からなるマトリクス相	テオドールドライシロップ （テオフィリン） テオドールシロップ （テオフィリン）
徐放性顆粒 （膜透過制御システム型）	薬物／徐放性膜	テオドール顆粒 （テオフィリン） セレニカR顆粒 （バルプロ酸ナトリウム）

② カプセル剤形のマルチプルユニット製剤

　カプセル剤形のマルチプルユニット製剤の代表例を**表2-3**にまとめる．本製剤では，カプセル被膜（硬ゼラチンカプセルが汎用される）でなく，充填された顆粒にコントロールドリリース機能が付与されている．カプセル剤形のマルチプルユニット製剤は，服用性など，顆粒剤形のマルチプルユニット製剤の使用性を改善した製剤であり，コントロールドリリース機能やその手法は，顆粒剤形と変わらない．ヘルベッサーRカプセルなどでは，望ましい薬物放出プロファイルを得るため，速放性顆粒を含め，薬物放出速度の異なる2種以上の顆粒が適当な比率で混合されており，このような製剤をスパンスル型カプセルと総称する．ブロクリン-Lカプセル，ペルジピンLAカプセルおよびセパミットRカプセルは，いずれも速放性顆粒と腸溶性顆粒の組み合わせで構成されている．前2者の腸溶性顆粒は徐放化能を有しているが，セパミットRカプセルの腸溶性顆粒は徐放化能を有していない．ニトロールRカプセルは，球形の核の上にセラックおよびエチルセルロースからなる高分子に薬物を分散させた層を形成させ，さらにその外側を高分子で被覆した徐放性球形ビーズを硬ゼラチンカプセルに充填した製剤である．

カプセル剤形のマルチプルユニット製剤の代表例【表2-3】

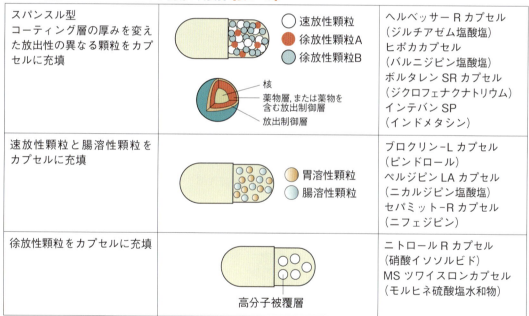

③ シングルユニット製剤

　錠剤であるシングルユニット製剤の代表例を**表2-4**にまとめる．錠剤に対しては，放出制御技術の研究の歴史も長く，表に示すように多くのタイプの製剤がすでに実用化されている．薬物の放出制御のためには，ワックスや不溶性高分子のような不溶性基剤，ゲル形成高分子基剤，腸溶性基剤などが用いられる．最近，経口投与型コントロールドリリース製剤の意義が再認識されるに従い，新しい技術の開発も進められている．

シングルユニット製剤(錠剤)の代表例【表2-4】

型	説明	代表例
スパスタブ型	放出性の異なる顆粒を含む錠剤(スパンスル型カプセル内の顆粒を錠剤化したもの) ○ 速放性顆粒 ● 徐放性顆粒1 ○ 徐放性顆粒2 ● 徐放性顆粒3	アダラートL錠(ニフェジピン) テオドール錠(テオフィリン) テオロング錠(テオフィリン) デタントールR錠(ブナゾシン塩酸塩) フランドル錠(硝酸イソソルビド)
レペタブ型	コーティング(フィルムコーティングや腸溶コーティング)した徐放性部を核とし,その外側を速放性部で囲み,糖衣錠としたもの（フィルムコーティング／糖衣／腸溶性内核錠／腸溶性コーティング／速溶層）	デパケンR錠(バルプロ酸ナトリウム) ネオマレルミンTR錠(クロルフェニラミンマレイン酸塩)
ロンタブ型	徐放錠からなる内核を速放性の外層で囲った有核錠（徐放性内核錠／速溶層）	アダラートCR錠(ニフェジピン)
スパンタブ型	溶解性および放出性の異なる2〜3層よりなる多層錠（速放性部／徐放性部）	
グラデュメット型	薬物を多孔性プラスチックに封入したもの（多孔性プラスチック／医薬品）	フェロ・グラデュメット錠(乾燥硫酸鉄)
ワックスマトリクス型	薬物をワックス格子に封入したもの（ワックスマトリクス／薬物）	ヘルベッサー錠(ジルチアゼム塩酸塩) スローケー錠(塩化カリウム)
コンチンシステム型	セルロースと高級脂肪族アルコール（薬物）	MSコンチン錠(モルヒネ硫酸塩水和物) ユニフィルLA錠(テオフィリン)

気管支喘息治療薬のテオフィリンは，臨床症状等の観察や血中濃度のモニタリングを行うなど，慎重に投与しなければならない薬剤の1つである。ここでは，**表2-5**に示す3例の経口投与型コントロールドリリース製剤を紹介する。テオドール錠は，薬物を含有する核をコーティングした徐放性顆粒のコア部，および薬物と賦形剤を含む速放性のマトリクス部からなる錠剤である。マトリクス部から急速に薬物が放出された後，錠剤の浸食が進み，コア部が露出するに従い，コア部からも薬物が徐々に放出される。テオロング錠は，薬物を含有する核をコーティングした徐放性顆粒を錠剤化したものである。消化管内で速やかに崩壊し，徐放性顆粒として分散する。なお，テオドール錠と異なり，徐放性顆粒部分以外に薬物は含まれていない。ユニフィルLA錠は，ゲル形成高分子のヒドロキシエチルセルロースと薬物を含む粒子をセトステアリルアルコール(セチルアルコールとステアリルアルコールの混合物)中に均一に分散させた放出制御製剤である。ゲルからなる親水相と高級脂肪族アルコールからなる疎水相の配合比率を変化させることにより薬物放出を制御するコンチンシステムと呼ばれる手法を採用している。

テオフィリンを含有するシングルユニット型放出制御製剤の比較【表2-5】

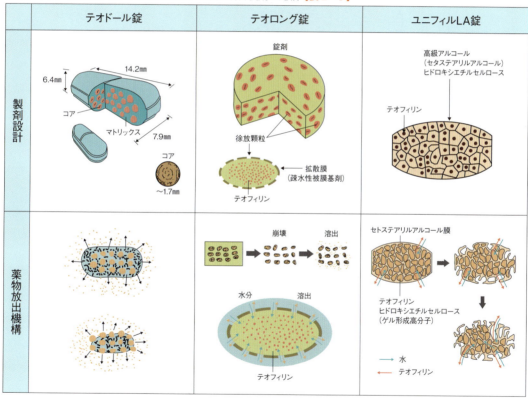

④ 新しいタイプの放出制御製剤

　経口で投与された製剤は，口腔，食道を速やかに通過し，胃で1～3時間，小腸で3～5時間，大腸で約20時間滞留し，通常，1日後には排便により体外に排出される。これまでの経口投与型コントロールドリリース製剤は，主たる吸収部位の小腸での薬物放出制御に主眼を置いて設計されてきた。しかし，この手法では，長時間の安定した血中濃度の維持は困難であることが多かった。

1日1回投与の経口投与型コントロールドリリース製剤を開発するためには，滞留時間の長い大腸での薬物吸収を有効利用することが重要である．しかし，従来型のゲル形成徐放剤は，消化管下部での水分量が少ないため，下部へ移行した後の製剤からの薬物放出が不完全であった．図2-22および図2-23に示すように，Oral Controlled Absorption System（OCAS）と呼ばれる製剤は，消化管上部の水分を消化管下部での薬物放出に利用し，腸全域における持続放出を可能とした1日1回投与の経口投与型コントロールドリリース製剤である．ゲル強度の高いポリエチレンオキサイドおよびゲル形成を促進するポリエチレングリコールを配合することにより，消化管上部滞留中に錠剤内部までゲル化させ，形状を維持したまま大腸にデリバリーし，薬物の持続放出を実現する．タムスロシン塩酸塩を含有するOmnic-OCASが欧州を中心に世界の多くの国々で上市されている．

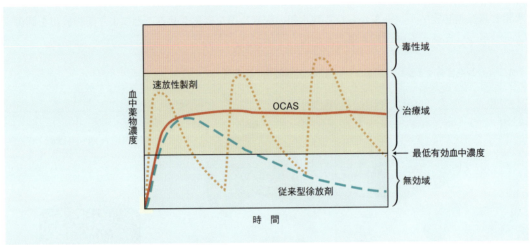

速放性製剤，従来型徐放剤およびOral Controlled Absorption System（OCAS）を経口投与した後の血中薬物濃度プロファイルの予測【図2-22】
（アステラス製薬株式会社・迫和博氏より提供）

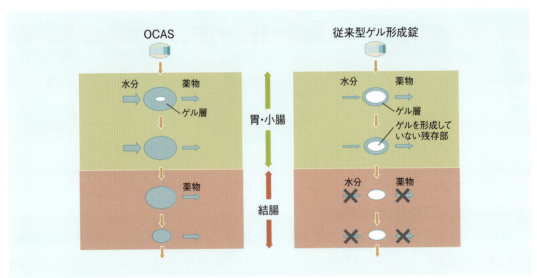

Oral Controlled Absorption System（OCAS）と従来型ゲル形成錠の消化管内挙動比較【図2-23】
（Pharm Tech Japan 14 (1998) 869-882の図2を改変）

4 ターゲティング

1 ターゲティングの目的と方法

　生体に投与された薬物が，標的部位に移行し，そこで期待する作用を発揮すれば，有効で安全な薬物治療が実現できる可能性が非常に高くなる。薬物に，生体内で標的部位を指向する性質を与えることをターゲティングという。ターゲティングの対象となる生理的・解剖学的レベルは，①臓器，②細胞，③オルガネラの各レベルに分類可能である（図2-24）。ここで，生体機能を積極的に利用する試みは能動的ターゲティング（active targeting），生体内の非特異的な物質輸送の特性を受け身的に利用するアプローチは受動的ターゲティング（passive targeting）と総称される。

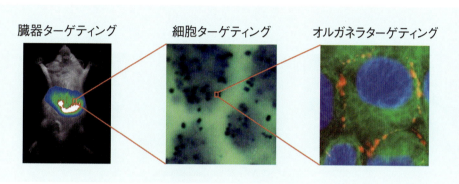

ターゲティングの対象となる生理学・解剖学的レベル【図2-24】

ターゲティングの目的
①病巣あるいは体内の特定部位への選択的デリバリー
②副作用発現や薬物失活の原因となる体内部位へのデリバリー，蓄積の回避
③従来の方法では送達不可能であった部位へのデリバリー
④デリバリー効率の改善（投与総量の低減）

① 局所投与

　薬物を標的部位に直接投与する方法で，最も簡単なターゲティング方法の1つである。さまざまな医療技術を用いて体内のいろいろな部位に薬物を直接投与することでターゲティングが実現される。例えば，エコーガイド下穿刺術を利用した腫瘍およびその近傍への直接注入や局所埋込型製剤，選択的動脈カテーテル法を利用した動脈内注入がある（図2-25）。狭心症に対するカテーテル治療では，再狭窄を防ぐために薬物を徐放するステント（薬物溶出性ステント）が利用される（図2-26）。ステントの血管壁側だけに薬物を塗布するアブルミナルコーティング技術も開発されており，生分解性ポリマーのpoly(D,L-lactic acid)に薬物をアブルミナルコーティングしたNobori Biolimus-eluting stent systemが開発されており，虚血性心疾患患者の治療に用いられている（図2-27）。

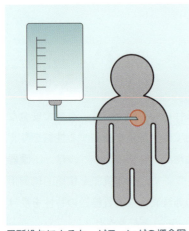

局所投与によるターゲティングの概念図
【図2-25】

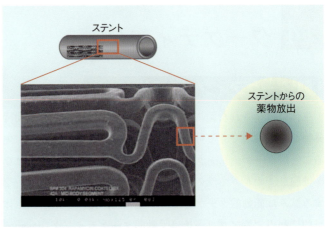

薬物放出性ステントの構造【図2-26】
(ジョンソン・エンド・ジョンソン株式会社より資料提供)

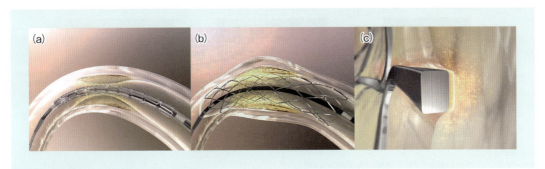

薬剤溶出型冠動脈ステント Nobori の構造【図2-27】
(a)ステント配置前，(b)ステント配置後，(c)ステントからの薬物放出
(テルモ株式会社より資料提供)

② 作用発現点に特異性のある薬物の開発

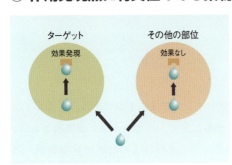

作用発現点に特異性のある薬物【図2-28】

　ターゲットにおいてのみ選択的に作用する薬物を開発することによっても，ターゲティングが実現される(図2-28)。代表的な薬物には，ペプチドグリカンを主成分とする細菌独自の細胞壁の合成酵素を阻害するβ-ラクタム抗生物質があげられる。がんに対する治療薬として開発される分子標的薬も，がん細胞で発現する分子と特異的に相互作用することから，作用発現点に特異性がある薬物の例である(図2-29)。

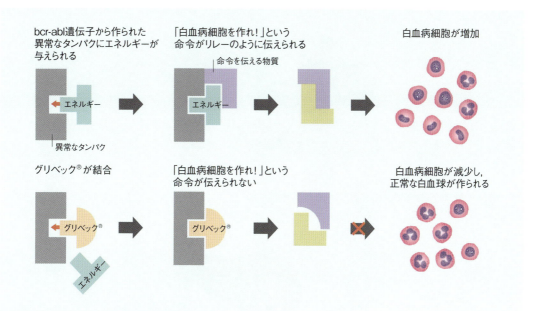

分子標的薬グリベック（一般名イマチニブ）の作用機序【図2-29】
（ノバルティス ファーマ株式会社ホームページより引用）

③ 特異的生体反応の利用

外部からの刺激に対する生体側の特異的反応を利用したターゲティング技術も開発されている。浸透圧ショックを利用して薬物を脳内にデリバリーするオスモティックオープニングや，血管内圧の上昇による昇圧化学療法（図2-30）などがその例である。

④ プロドラッグ

そのままでは薬理活性を示さないが，酵素反応や化学反応などにより，標的部位において選択的に活性化されるように設計された化合物をプロドラッグと呼ぶ。標的部位で活性型に変換されることから，ターゲティングが実現される（図2-31）。カペシタビンは，3段階で代謝されるトリプルプロドラッグであり，最終的に腫瘍組織で高発現するチミジンホスホリラーゼにより活性体5-FUに変換される（図2-32）。

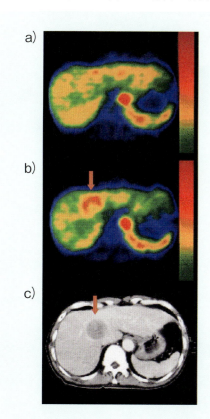

肝細胞がんに対する昇圧化学療法【図2-30】
a）平常時，昇圧前の血流イメージ画像　b）アンギオテンシン-Ⅱによる昇圧時の血流イメージ画像　c）X線CT画像（原論文：ポジトロンCTによる肝腫瘍の局所血流量・血液量測定．谷口弘毅，山口明浩，国島 憲，高 利守，北川一智，大林孝吉，北村和也，萩原明於，山口俊晴．肝胆膵 37(4), pp.531-538, 1998）

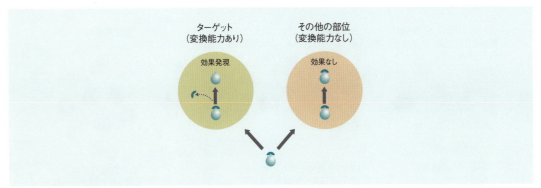

ターゲットで選択的に親薬物（活性体）に変換されるプロドラッグ【図2-31】

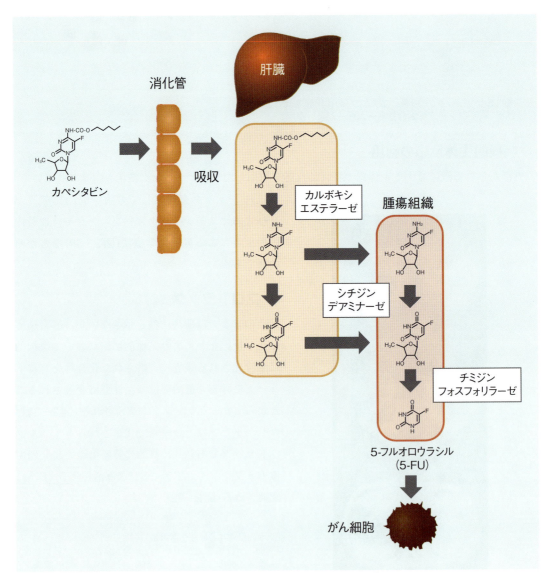

カペシタビンから活性体5-FUが生成される代謝経路と関与する臓器【図2-32】

⑤ 薬物キャリアの利用

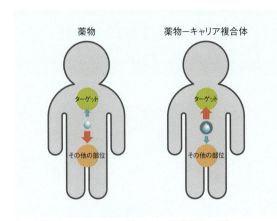

キャリアを利用したターゲティング【図2-33】

キャリアの物理化学的性質に基づいた体内動態特性を利用して標的部位に選択的に薬物をデリバリーするアプローチは薬物ターゲティング技術として汎用されている（図2-33）。構造的な特徴に基づいて分類すると，脂溶性プロドラッグや高分子化医薬などで利用される分子性キャリア，リポソーム，エマルション，マイクロスフェアなどの微粒子性キャリアに分けられる。また，赤血球やリポタンパク質などの生物由来の物質もキャリアとしての利用が検討されている。

⑥ 生物学的認識機構の利用

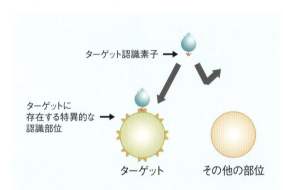

特異的な生物学的認識を利用したターゲティング【図2-34】

ターゲットに対して生物学的な認識機構を有する物質をキャリアに利用するターゲティングも高い標的選択性が得られることから，広く検討されている（図2-34）。抗原-抗体や糖-レクチン，トランスフェリン-トランスフェリン受容体などが利用される。近年，多くのモノクローナル抗体が医薬品として開発されている。

⑦ 体外部からの制御

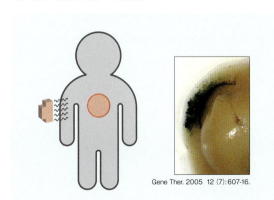

エレクトロポレーションによるプラスミドDNAの細胞内への送達【図2-35】

体外部から物理的な力により，DDSのさまざまな過程を制御する試みも検討されている。用いられる力には，磁力，熱，光，電場，超音波，圧力などがあり，これにより，①体内動態，②薬物放出，③薬物活性化などの過程が制御可能である。抗がん剤や遺伝子をコードしたプラスミドDNAの細胞内へのデリバリーにも利用されている（図2-35）。

2 体の構造とターゲティング技術

　薬物およびキャリアの体内動態は，血流などの生理的条件に加えて，生体中の各成分や組織，細胞との相互作用により決まる。図2-36は，薬物およびキャリアの体内動態を規定する要因を，キャリア側と生体側に分けて整理したものである。

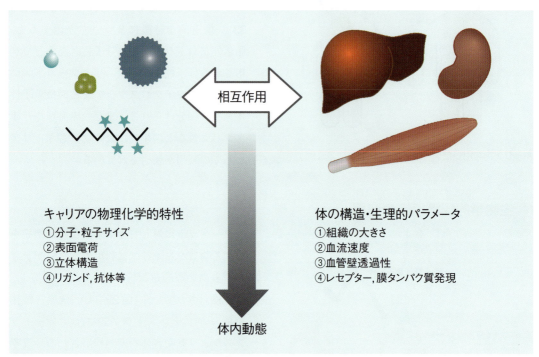

薬物およびキャリアの体内動態を規定する要因【図2-36】

① キャリアと生体組織とのサイズの比較

　高分子マトリクスからなるマイクロスフェアは，素材や調製方法により粒子径には大きな幅（1～数100μm）がある（図2-37）。毛細血管の直径は臓器によらず約5μmであり，これよりも大きい微粒子は，毛細血管を通過することができない。したがって，大きい微粒子は静脈内投与後，最初の通過臓器である肺に分布し，動脈内に注射した場合にはその下流臓器を塞栓する。一方，毛細血管の直径よりも小さい微粒子の場合，循環血液中への滞留性は単核食細胞系（mononuclear phagocyte system）への取り込まれやすさによって決まる。

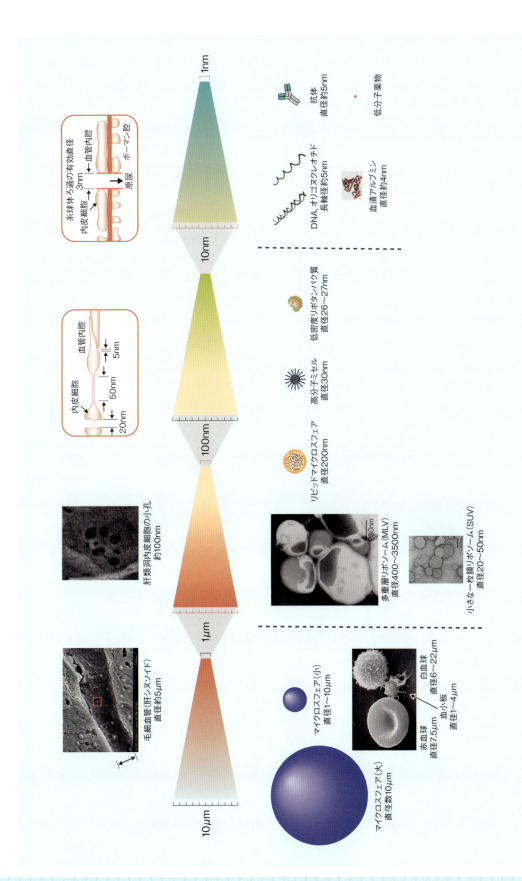

各種キャリアと生体組織とのサイズの比較【図2-37】

脂質からなる微粒子性キャリアであるリポソームやリピッドマイクロスフェア(エマルション)のサイズは通常数100 nmと，赤血球よりはずいぶんと小さく，血漿リポタンパク質の1種である低密度リポタンパク質(LDL)よりも大きい。これらの微粒子性キャリアは，血管内に投与されると異物として認識され単核食細胞系臓器に蓄積する。

　高分子ミセルやポリエチレングリコールで被覆したリポソームなどの微粒子性製剤は，単核食細胞系により貪食されにくいことから，長時間薬物を血液中に滞留させるためのキャリアとして利用される。肝類洞の間隙(100 nm)より小さいキャリアは，類洞を自由に通過できることから肝実質細胞へのデリバリーも可能となる。

　血清アルブミンや抗体等の分子性キャリアは，腎糸球体濾過の有効通過直径より大きいため，尿中排泄を受けにくく静脈内投与後，長時間循環血液中に滞留する。投与後速やかに尿中排泄される低分子薬物をこれら高分子に結合させることで，その生体内消失半減期を大幅に延長可能である。

　生体各部位の解剖学的特徴を利用したターゲティングは局所注射においても行われている。がんの転移や細菌感染の拡大の主経路となるリンパ系は，化学療法の重要なターゲットであるが，低分子薬物を全身的あるいは局所的に投与してもリンパ系への選択的移行は望めない。これに対して，高分子物質や微粒子は末梢組織内に局所投与した場合，血行性には吸収されず，内皮細胞間に空隙のあるリンパ管に移行することが知られている。この現象に基づき，高分子キャリアやリポソーム，エマルション，活性炭等の微粒子キャリアを利用して，がんのリンパ節転移治療を目的とした抗がん剤のリンパ指向性ターゲティングが行われている(図2-38)。

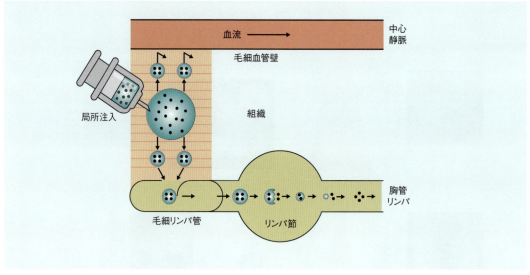

エマルションを用いたリンパ指向性ターゲティングの機構【図2-38】

② キャリアの種類

キャリアの種類を表2-6にまとめる。

キャリアの種類【表2-6】

分類	キャリアとなる物質	実例
微粒子性キャリア	高分子マトリクス	天然高分子からなる微粒子 　アルブミンマイクロスフェア 　ゼラチンマイクロスフェア 　デンプンマイクロスフェア 合成高分子からなる微粒子 　エチルセルロースマイクロカプセル 　ポリアルキルシアノアクリレートマイクロスフェア
	脂質微粒子	リポソーム エマルション リピットマイクロスフェア
分子性キャリア	低分子物質	脂溶性低分子（コレステロール，他）
	高分子物質	ポリアミノ酸 ピラン共重合体 ポリエチレングリコール
生物由来キャリア	細胞	赤血球，白血球，線維芽細胞
	リポタンパク質	低密度リポタンパク質（LDL） 高密度リポタンパク質（HDL） カイロミクロン
	生体高分子	アルブミン 抗体 レクチン デキストラン キトサン
	ホルモン	ペプチドホルモン

③ EPR効果

　がん細胞が増殖するにつれて腫瘍組織では，栄養と酸素の摂取のために新しい血管が必要となり，不規則かつ不完全な腫瘍血管が形成される。この新生血管は正常組織の血管とは異なり，高い透過性を有すること，またリンパ系が発達していないため，高分子や微粒子は，腫瘍での漏出性が亢進（enhanced permeability）し，そこに蓄積（retention）するという体内挙動を示す。この現象をEPR（enhanced permeability and retention）効果と呼び，これを利用して高分子キャリアあるいは微粒子キャリアを利用した固形腫瘍への薬物ターゲティングが実現されている（図2-39）。

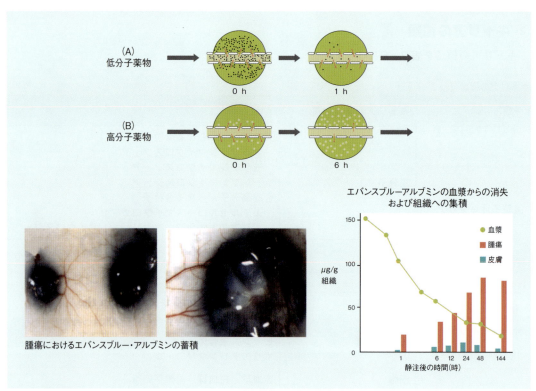

EPR効果を利用した固形腫瘍への薬物ターゲティング【図2-39】
(PHARM TECH JAPAN, Vol.21 No.12(2005)49～58ページより引用)

④ 各種キャリアシステムとターゲティング部位

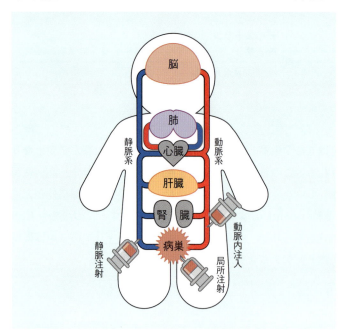

ターゲティングに利用されるキャリアの投与経路【図2-40】

ターゲティングに利用されるキャリアは，静脈注射，動脈内注入，あるいは局所投与など，さまざまな経路から生体に投与される（図2-40）。投与後のキャリアの挙動は，キャリアの物理化学的特性と，体の構造や生理的パラメータとのバランスによって決定され，それぞれ特徴的な移行パターンを示す（受動的ターゲティング）。このようなキャリアにさらに特殊な仕組みを付け加え，積極的に体内挙動の制御を試みる能動的ターゲティングにおいても，受動的機構の役割は小さくない（図2-41）。

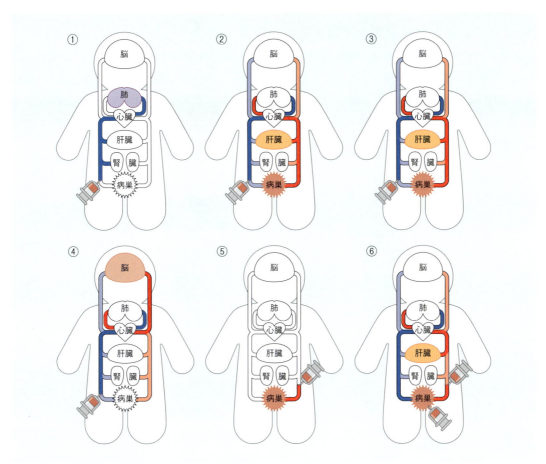

種々の経路から投与した各種キャリアの体内分布挙動【図2-41】

①静脈注射－マイクロスフェアなどのサイズの大きい（5μm以上）微粒子キャリア：静脈注射後，右心を経て最初に通過する肺の毛細血管床に塞栓を起こし捕捉される。
②静脈注射－リポソーム，リピッドマイクロスフェア：毛細血管壁の透過性が亢進しているがんや炎症部位に一部集積するが，大部分は肝臓など単核食細胞系臓器に捕捉される。キャリアの表面特性をポリエチレングリコールなどで改変することで，この移行比を改善することも可能である。
③静脈注射－高分子プロドラッグ，抗体結合体：血管壁を比較的透過しやすい高分子性キャリアは，親和性に応じて病巣に集積し，他の部分は肝臓などで処理される。
④静脈注射－脳指向性キャリア：Chemical delivery systemと呼ばれるシステムは，脂溶性の高い還元型の形で血液-脳関門を通過後，酸化されて脳内に留まる。
⑤動脈内注入：リピオドール，抗がん剤マイクロカプセルなど塞栓性キャリア：病巣の栄養動脈に塞栓性キャリアを注入すると毛細血管床に長時間留まる。
⑥動脈内注入・局所注入：抗体結合体，高分子プロドラッグ，リポソーム，他：病巣に直接あるいは動脈内に注入されたキャリアは一部病巣に蓄積するが，病巣を抜け出た部分は全身循環に入り，肝臓などで処理される。

⑤ ターゲティングのファーマコキネティクス

　薬物ターゲティングの効率は，標的部位への移行と標的以外への移行・消失とのバランスによって決定される。臓器クリアランスを算出することで，ターゲティング効率の定量的な議論が容易になる（図2-42）。ターゲティング効率が十分でない場合には，標的部位による取り込みを増大させる（能動的ターゲティング）か，標的以外への移行・消失を抑制する（受動的ターゲティング）ことで効率を改善することが可能である（図2-43）。

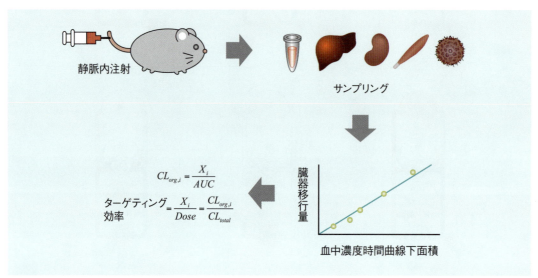

臓器クリアランスの算出方法【図2-42】

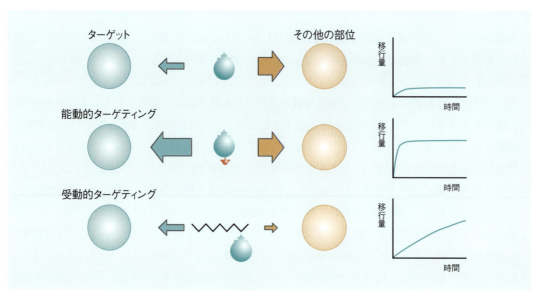

ターゲティング効率を改善する方法と移行プロファイル【図2-43】

⑥ 高分子キャリアの肝臓取り込み・尿排泄クリアランス

　高分子キャリアの体内動態は，主に肝臓への取り込みと尿排泄により決定される。したがって，肝臓取り込みクリアランスと尿排泄クリアランスを算出することで，各キャリアの体内動態を特徴付けることが可能となる。サイズと電荷の異なる種々の高分子物質の肝臓取り込みクリアランスと尿排泄クリアランスのプロット図を図2-44に示す。血中に長期間滞留するものは左下に，速やかに尿排泄されるものはグラフ右側にプロットされる。

　活性酸素消去酵素の一種であるヒトスーパーオキシドディスムターゼ（SOD）は，分子量が32000であることから比較的速やかに糸球体濾過を受け，その大部分が腎尿細管で再吸収される体内挙動を示す。このSODに2分岐型ポリエチレングリコール（PEG_2）またはカルボキシメチルデキストラン（CMD）を結合すると，分子量が増大することで尿排泄クリアランスが大幅に減少し，血管内局在化が可能となる。一方，ガラクトース（Gal）あるいはマンノース（Man）修飾を施すことにより，糖レセプターを介して選択的に肝臓への移行が増大する。無水コハク酸（Suc）修飾による負電荷の増大，あるいはジエチルアミノエチルデキストラン（DEAED）またはエチレンジアミン（ED）修飾による正電荷の増大でも，肝臓取り込みクリアランスが増大する傾向にある（図2-45）。

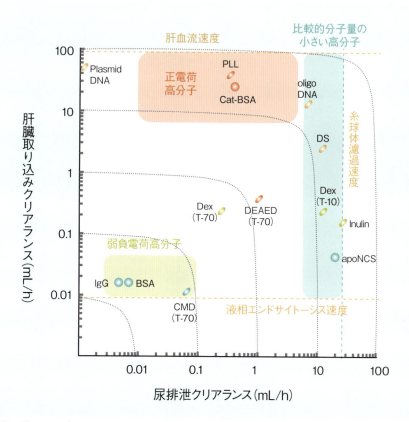

高分子の肝臓取り込みおよび尿排泄クリアランス【図2-44】

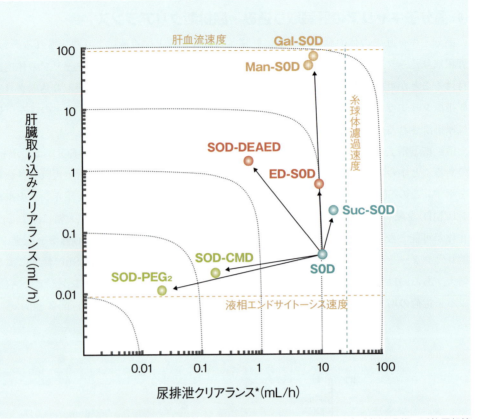

各種ターゲティング型 SOD 誘導体の肝臓取り込みおよび尿排泄クリアランス。SOD は糸球体濾過後，近位尿細管で効率よく再吸収されることから，腎臓取り込みクリアランスと尿排泄クリアランスの和を尿排泄クリアランス*としてプロットした。【図2-45】

Section 3

経口投与とその改善

1 粘膜からの薬物吸収とその機構 ─────────山本　昌
2 消化管吸収の改善法 ─────────────山本　昌
3 製剤技術による薬物吸収改善 ────────佐久間信至
4 経口投与型 DDS 製剤 ──────────佐久間信至

Section 3 経口投与とその改善

吸収に問題をかかえる薬物に対して、投与経路として多くの利点を有する経口投与を有効に適用するために、吸収改善やコントロールドリリースなど多くのDDS技術が開発されている。

1 粘膜からの薬物吸収とその機構

1 消化管粘膜の解剖学的構造

　小腸は、消化管中最も長い臓器で十二指腸、空腸、回腸からなり、経口投与された薬物の大部分はここで吸収される。小腸の内腔にはひだが突き出ているが、その表面は絨毛(villi)という構造に覆われ、さらにその絨毛を構成している小腸上皮細胞の表面には刷子縁(brush border)と呼ばれる微絨毛(microvilli)が無数に存在する(図3-1)。したがって、ヒト小腸において有効な表面積は約200 m²と非常に大きく、栄養物質をはじめ多くの薬物にとっても吸収に適した部位となっている。

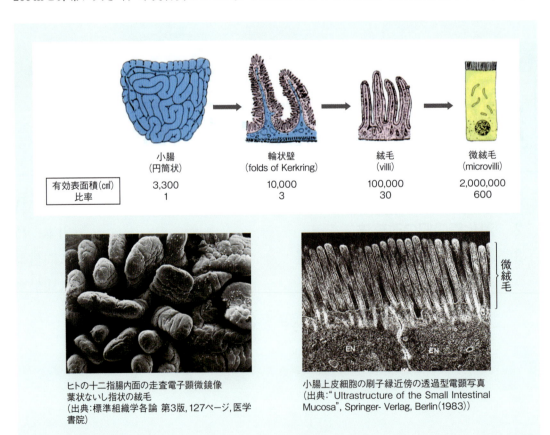

消化管粘膜の解剖学的構造【図3-1】

しかしながら，脂質二分子膜で構成された細胞膜を持つ上皮細胞が非常に密に表面を覆っているので，水溶性の高い薬物や高分子薬物の場合には吸収が大きく制限される。また，胃酸や消化管内酵素による分解，あるいは吸収された薬物が門脈を経て肝臓を通過する間に分解される，いわゆる初回通過効果によって，循環血流中にまで到達する薬物の割合，すなわちバイオアベイラビリティが大きく低下することも知られている。

2 消化管粘膜部位からの薬物吸収機構

消化管粘膜部位からの薬物吸収機構を図3-2に示す。

① 受動輸送（単純拡散，Passive diffusion）

受動輸送は，障壁膜の両側の濃度勾配に従って薬物や物質が移動する現象である。この場合，細胞膜に親和性のある物質や分子量の小さい物質ほど拡散が速く，速やかに吸収される。小腸粘膜においては，上皮細胞の刷子縁が脂質二分子膜を基本構造として構成されているため，これに親和性の高い脂溶性の高い薬物分子ほど良好に吸収される（吸収機構①）。細胞膜の構造を図3-3に示す。

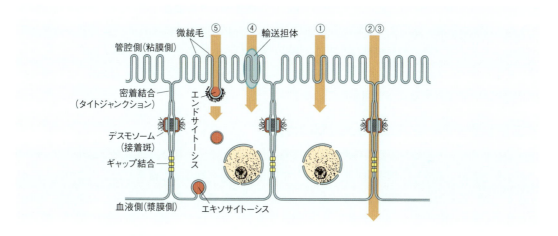

消化管粘膜部位からの薬物吸収機構【図3-2】

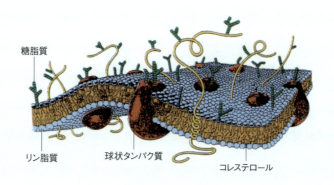

細胞膜の構造【図3-3】

また，受動輸送の中には細孔からの薬物侵入（pore transport）という輸送系もある。これは，上皮細胞の水で満たされた細孔の存在を介して薬物が輸送される場合であるが，孔のサイズが小さいので，分子量の小さな水溶性薬物以外ではこの経路の寄与は小さい（吸収機構②）。また，細胞間隙などに存在する細孔中に水の流れがある時，その流れに乗って溶質である薬物が透過する場合があるが，この現象を容積流輸送（solvent drag）と呼ぶ（吸収機構③）。

② 促進拡散（Facilitated diffusion）

受動輸送と同様に，薬物の吸収が濃度勾配に従いエネルギーを必要としないが，輸送担体により行われる場合を促進拡散（facilitated diffusion）と呼ぶ（吸収機構④）。促進拡散の機構で輸送される薬物や物質の例としては，小腸上皮細胞の basolateral membrane における糖輸送系（GLUT2）やアミノ酸の輸送などが知られている。

③ 能動輸送（Active transport）

能動輸送は，担体を利用して，エネルギー依存的に栄養物質や薬物を濃度勾配とは逆方向に輸送する機構である。能動輸送の例として，糖，アミノ酸，ビタミン，核酸塩基などの栄養物質の小腸からの吸収が知られている。また，これらの生理的な能動輸送系に認識されやすい分子構造を有する薬物も同様の機構で効率よく吸収される（吸収機構④）。例えば，小腸上皮細胞にプロトン勾配依存性のジ・トリペプチド輸送担体（PEPT1）が存在するが，セファレキシン，セフラジン，シクラシリンなどのアミノセファロスポリン系抗生物質は，これら構造がジペプチドと類似しているため，PEPT1により輸送されることが知られている。

④ エンドサイトーシス（Endocytosis）

エンドサイトーシスは，細胞膜の突出または陥入により，高分子などを細胞膜で包み込み，次第にくびれて膜から遊離し，細胞内小胞を形成して種々の物質を取り込む機構である。このうち，取り込まれる物質が溶液状の場合を飲細胞作用（pinocytosis）と呼び，微粒子状のものの場合を食細胞作用（phagocytosis）と呼ぶ（吸収機構⑤）。エンドサイトーシスはエネルギー依存性であり，新生児における免疫グロブリンG（IgG）の取り込みなどの例が知られている。

2 消化管吸収の改善法

消化管粘膜は薬物吸収に対する障壁として働き，分子量が小さくかつ脂溶性の高い薬物は効率よく吸収されるが，分子量が大きくかつ水溶性の高いペプチド性医薬品はもちろん，分子量が小さくても水溶性の高い薬物も吸収されにくい。また，管腔内における酵素による分解や酸性の胃液などに曝されることによる化学的分解も広い意味で吸収の障壁として働いている。また，最近では消化管上皮細胞にP-糖タンパク質などの排出輸送系が発現し，いったん細胞内に取り込まれたこれら輸送系の基質となる薬物が再び管腔内に排出されることが知られており，こうした障壁を克服する

ことも重要である。

1 吸収促進剤（absorption enhancers）を用いた膜透過性の改善

　小腸その他の粘膜に作用しその構造，性質に変化を与えることによって他の薬物の透過性を亢進させる物質を吸収促進剤（absorption enhancers）と総称する（図3－4）。吸収促進の機構としては，エチレンジアミン四酢酸（EDTA）の場合のように細胞間の接合部位に作用して細胞間隙を広げ薬物の透過を促進する機構と，オレイン酸のようにある種の脂質二分子膜に作用してその流動性を高め，薬物の拡散による透過を高める機構とが考えられている。また最近では細胞間隙の増大作用に，密着結合の関連タンパク質であるクローディンなどの発現量変化が関与していることも報告されている。実際に吸収促進剤が臨床応用された例としては，アンピシリンおよびセフチゾキシムの小児用坐剤に添加されたカプリン酸ナトリウムがある。表3－1に消化管で用いられる各種吸収促進剤を，また図3－5に消化管各部位におけるインスリンの透過性に及ぼす吸収促進剤である各種一酸化窒素（NO）供与体の影響を示す。図から明らかなように，各種NO供与体は，いずれもインスリンの腸管膜透過性を増大させており，吸収促進効果を有することが認められている。また，このNO供与体の吸収促進機構は，NO供与体が密着結合を開口させ，細胞間経路の薬物透過性を増大させる作用が一部関与していることが知られている。

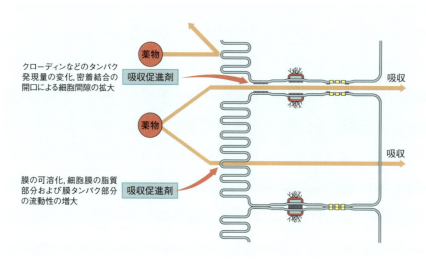

吸収促進剤（absorption enhancers）を用いた膜透過性の改善【図3-4】

消化管で用いられる各種吸収促進剤の分類 【表3-1】

界面活性剤	ポリオキシエチレンエーテル類，ラウリル硫酸ナトリウム，サポニン，アルキルサッカライド，ショ糖脂肪酸エステル，N－アシルアミノ酸，N－アシルタウリンなど
胆汁酸塩類	グリココール酸，タウロコール酸，デオキシコール酸など
キレート剤	EDTA，サルチル酸ナトリウム，有機酸など
脂肪酸類	カプリン酸ナトリウム(C10)，ラウリン酸ナトリウム(C12)，オレイン酸，リノール酸，混合ミセルなど
その他	キトサン類，シクロデキストリン酸，エナミン誘導体，一酸化窒素供与体，ポリアミン類，ポリカチオン類(ポリアルギニン，ポリエチレンイミン)，オリゴアルギニン，デンドリマー，クローディンモジュレーターなど

(山本 昌，PHARM TECH JAPAN Vol.25(2009)2629ページより引用一部改変)

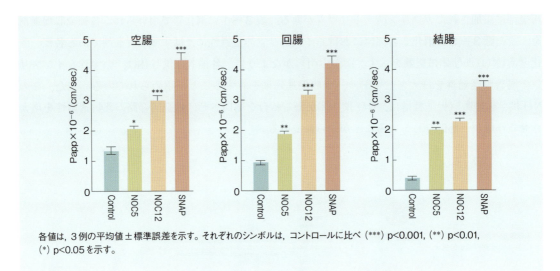

各値は，3例の平均値±標準誤差を示す。それぞれのシンボルは，コントロールに比べ (***) $p<0.001$，(**) $p<0.01$，(*) $p<0.05$ を示す。

消化管各部位におけるインスリンの透過性に及ぼす各種NO供与体(0.1mM)の影響 【図3-5】
(G.Fetih et al., J.Control. Rel., 106, 287(2005)より引用)

2 タンパク分解酵素阻害剤(protease inhibitors)などを用いた分解の防止

　ペプチド，タンパク質医薬品は，小腸粘膜において消化酵素やタンパク分解酵素などの作用により分解される。そこで，各種タンパク分解酵素阻害剤(protease inhibitors)を併用することによりこうした分解を防止する試みが行われており，アプロチニン，バシトラシン，大豆トリプシンインヒビターなどが利用されている。また胃酸による分解に対しては，古くから各種腸溶性製剤が開発されその防止に利用されている。小腸から吸収された薬物が肝臓で分解される初回通過効果に対しては，粘膜透過後循環血流に到達するまでの経過をリンパ系に誘導することによりこれを回避する試みも行われているが，直腸その他門脈につながらない部位への投与経路の変更が一般的である。表3-2にタンパク分解酵素阻害剤によるペプチド性薬物の吸収改善を，表3-3にインスリンの小腸ならびに大腸吸収に及ぼす各種タンパク分解酵素阻害剤の影響を示す。

タンパク分解酵素阻害剤によるペプチド性薬物の吸収改善【表3-2】

投与部位	薬　物	タンパク分解酵素阻害剤
鼻	インスリン	グリココール酸ナトリウム
鼻	ゴナドレリン 黄体形成ホルモン放出ホルモン(LH-RH) ブセレリン	バシトラシン
鼻	ロイシン-エンケファリン	α-アミノボロン酸誘導体 ピューロマイシン ベスタチン
肺	インスリン，カルシトニン	バシトラシン，アプロチニン 大豆トリプシンインヒビター
経　口	バソプレシン	アプロチニン
直　腸	DDAVP（1-deamino-8-D-arginine vasopressin）	5-メトキシサリチル酸
空　腸	インスリン	FK-448
回　腸	インスリン pancreatic RNase	コール酸ナトリウム アプロチニン
回　腸 結　腸	インスリン	大豆トリプシンインヒビター
直　腸	インスリン	アプロチニン
鼻 口腔 直腸	インスリン	アプロチニン

（出典：山本　昌編，演習で理解する生物薬剤学．pp301．廣川書店（2009））

インスリンの小腸ならびに大腸吸収に及ぼす各種タンパク分解酵素阻害剤の影響【表3-3】

タンパク分解酵素阻害剤	濃　度	小　腸		大　腸	
		D%	PA%[a]	D%	PA%[a]
コントロール	―	0.00	0.00	0.00	0.00
グリココール酸ナトリウム	20mM	2.32±1.14	0.26	45.31±4.05**	5.13
	50mM	2.89±1.18	0.33	―	―
アプロチニン	10mg/mL	0.22±0.22	0.03	14.38±2.42*	1.63
カモスタット	20mM	1.19±0.87	0.13	44.79±4.88*	5.07
大豆トリプシンインヒビター	1.5mg/mL	―	―	0.95±0.44	0.11
	10mg/mL	0.84±0.33	0.10	6.23±2.19	0.70
バシトラシン	10mM	―	―	11.69±1.86*	0.32
	20mM	0.00	0.00	30.99±1.98**	3.51

[a]：薬理学的利用能（Pharmacological availability %，PA%）＝ $\frac{D\%_{G.I.}}{D\%_{I.V.}} \times \frac{Dose_{I.V.}}{Dose_{G.I.}} \times 100$

血糖降下率（D%）は，4例のラットの平均値±標準誤差を示す。それぞれのシンボルは，コントロールに対して，(**)$p<0.01$，(*)$p<0.05$ の有意差を示す。

（出典：山本　昌編，演習で理解する生物薬剤学．pp302．廣川書店（2009））

3 P-糖タンパク質などの排出輸送系の抑制による吸収改善

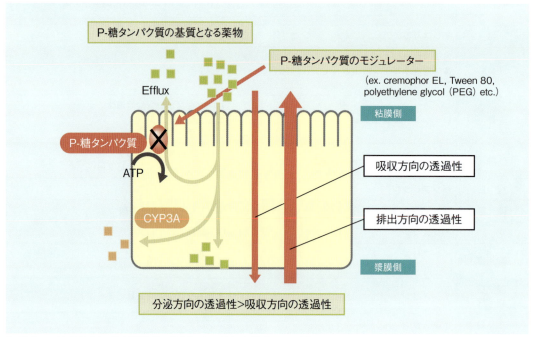

P-糖タンパク質などの排出輸送系の抑制による吸収改善【図3-6】

　最近の研究では難吸収性薬物として知られている薬物のうち，一部の薬物は消化管上皮細胞に取り込まれた後，再びP-糖タンパク質などの排出輸送系の働きにより消化管管腔内に排出されてしまうものも見受けられる。したがって，これら薬物の消化管吸収性はその脂溶性から予想される値よりも低くなることが多い。こうしたタイプの薬物は，P-糖タンパクなどの排出輸送系を抑制すれば，経口投与後の消化管吸収性を改善することができると考えられ，Cremophor EL，Tween 80，polyethylene glycol（PEG），Labrasolなどの製剤添加物がP-糖タンパクの機能を抑制できるモジュレーターとして利用できることが報告されている（図3-6）。

4 プロドラッグ化修飾

　薬物の分子構造を化学合成の手法を用いて修飾し，それ自身は不活性であっても，生体内で酵素の働きにより，あるいは化学反応によって元の薬物に復元された後，治療効果を発揮する薬物をプロドラッグ（prodrug）と呼ぶ。水溶性が高いため消化管粘膜を透過できない薬物に対し，エステル結合などを介して高い脂溶性を有する遊離基を導入することによって経口投与製剤化が図られている。図3-7は，抗がん剤である5-Fluorouracil（5-FU）の直腸吸収に及ぼすプロドラッグ化の影響について示したものであるが，プロドラッグ化により5-FUの直腸吸収が顕著に増大することが認められている。また，多くのβ-ラクタム抗生物質の経口投与製剤は，プロドラッグ化の技術を利用して開発されている。図3-8に経口投与における吸収改善を目的としたプロドラッグの例を示す。

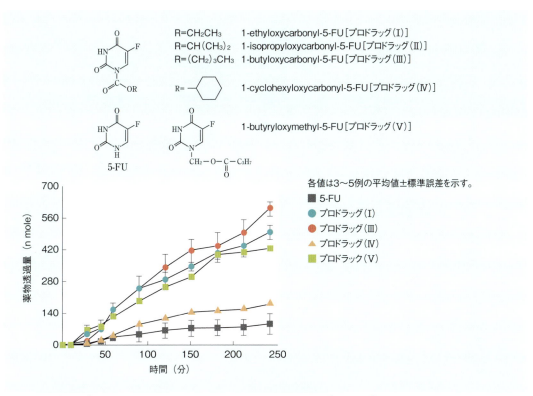

5-FU およびそのプロドラッグの構造式とこれら薬物の直腸粘膜透過性【図3-7】
(出典：山本 昌編，演習で理解する生物薬剤学. pp305　廣川書店(2009))

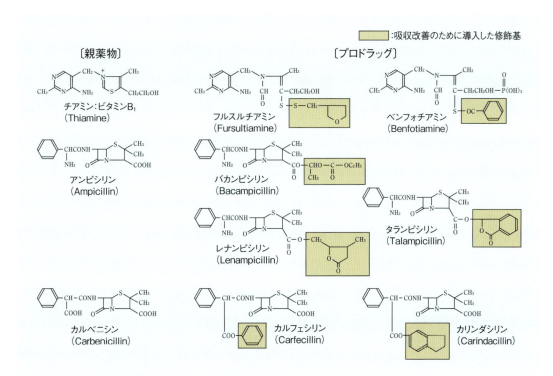

経口投与における吸収改善を目的としたプロドラッグ(1)【図3-8-1】

Section 3　経口投与とその改善

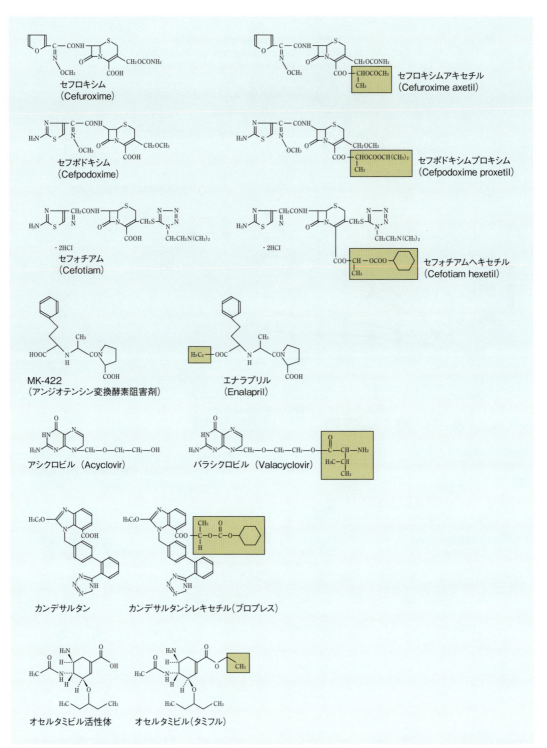

経口投与における吸収改善を目的としたプロドラッグ（2）【図3-8-2】

3 製剤技術による薬物吸収改善

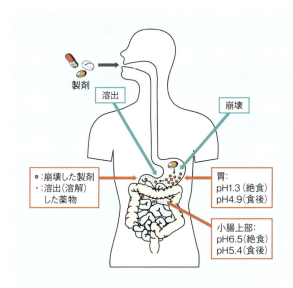

経口投与された速放性固形製剤の消化管内挙動【図3-9】

すべての薬物は，製剤に加工された後，人体に投与される。製剤中に含まれる添加剤は，①薬物の有用性を高める，②製剤化を容易にする，③品質の安定化を図るなどの目的で用いられる。これらの添加剤は，その製剤の投与量において無害であり，薬物の治療効果を妨げるものであってはならない。

経口で投与される薬物の場合，その優れた使用性から，錠剤，カプセル剤，顆粒剤，散剤などの固形製剤に加工されることが多い。徐放化などの機能を付与していない速放性（即放性と表記されることもある）固形製剤は，**図3-9**に示すように，経口投与後，胃内にて速やかに崩壊する。崩壊した製剤からの薬物溶出は，薬物の物性に依存するが，薬物の多くは弱電解質であることから，pHの低い胃内では弱塩基性薬物，pHの高い小腸内では弱酸性薬物の溶解度および溶解速度が高くなる。

溶解した薬物分子はその膜透過性に従って，図3-10に示すように，小腸から吸収される。一層の上皮細胞で構成される小腸粘膜は，生命活動に必要な分子を認識して生体に取り込むとともに，不必要な分子の侵入を防ぐ機能を持つ。ペプチドに化学構造が類似した薬物がオリゴペプチドトランスポーターを介して能動輸送されるなど，吸収型トランスポーターが関与する例もあるが，生体にとって異物である薬物の小腸からの吸収性は，主に，溶解性（溶解度および溶解速度）と膜透過性（薬物の脂溶性に基づく小腸上皮細胞の膜透過性）によって決定される。また小腸粘膜は排泄型トランスポーターを介して膜透過した薬物を消化管側に排泄する機能，上皮細胞内で代謝して不活化する機能も持ち，これらの機能も薬物の吸収動態に影響を及ぼすことがある。食事成分やその消化物，消化酵素など，消化管内容物と薬物との相互作用も薬物吸収に影響を及ぼす（**表3-4**）。

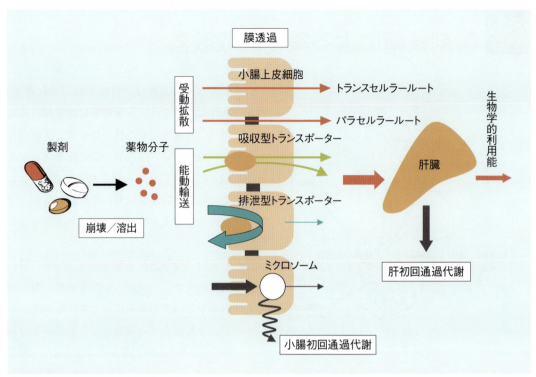

小腸における薬物吸収挙動【図3-10】

薬物吸収に影響を与える因子【表3-4】

溶解性	溶解度 溶解速度
膜透過性	薬物の脂溶性に基づく小腸上皮細胞の膜透過性 小腸上皮細胞刷子縁膜上の吸収型トランスポーターによる認識 小腸上皮細胞刷子縁膜上の排泄型トランスポーターによる認識 小腸上皮細胞内における代謝
消化管管腔内における 消化管内容物との相互作用	消化管内容物による可溶化／不溶化 消化酵素による分解

　前述のように，薬物の小腸からの吸収性は，主に，溶解性と膜透過性によって決定される。**図3-11**に示すように，この2つの因子の高低をもとに薬物を4つのクラスに分け，クラスごとに薬物の吸収特性を明らかにした理論が，Biopharmaceutics Classification System（BCS）である。現在，BCSは，新薬メーカーの経口剤開発の実現可能性を推定する指針の1つとして利用されている。例えば，溶解性，膜透過性ともに高いクラス1に分類される薬物は，良好な経口吸収性を示すことから，経口剤の研究開発段階において，当該分類の薬物が最適とされる。また，BCSの概念は米国のFDA（食品医薬品庁）のSUPACガイダンスに導入され，後発医薬品や新薬の開発段階における製剤処方変更時のヒトでの生物学的同等性試験免除（Biowaiver）の科学の根拠として用いられている。

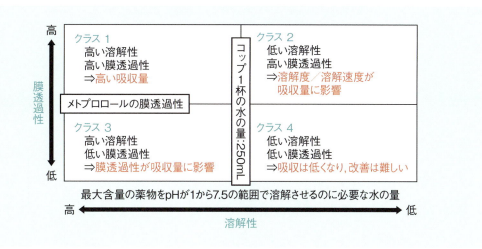

Biopharmaceutics Classification System (BCS) による経口薬の分類【図3-11】

　後発医薬品を例に考える。図3-12に示すように，先発医薬品と後発医薬品の生物学的同等性は，本質的には，消化管内における両製剤の*in vivo*薬物溶出プロファイルの同等性で評価されるのが正しい（製剤から薬物が放出（溶出）されれば，あとは薬物の物性のみに依存して体内を推移する）。しかし，そのような評価はできないため，製剤投与後の血中薬物濃度プロファイルを比較することにより，間接的に両製剤の同等性を評価している。それでは，先発医薬品と後発医薬品の血中薬物濃度プロファイルの差は，すべて両製剤の*in vivo*薬物溶出プロファイルの違いに起因しているだろうか。BCSクラス1に属する薬物を含有する速放性製剤を経口投与すると，薬物は胃内で速やかに放出（溶出）される。薬物の主要な吸収部位は小腸であることから，*in vivo*における製剤からの薬物の溶出速度が胃排出速度よりも十分に速い場合，薬物の吸収速度は胃排出速度に依存することになる。このような速放性製剤の生物学的同等性試験をヒトで実施しても，得られるデータは製剤の同等性／非同等性を意味するものではなく，被験者の胃排出時間の個体差を測定しているに過ぎない。多くの国ではこの考え方に基づき，BCSクラス1に属する薬物を含有する速放性製剤にBiowaiverを適用しており，生物学的同等性試験を免除している（本邦では，「製剤間のバイオアベイラビリティの差は検討対象の製剤の溶出プロファイルをベースに議論する必要がある」との考え方により，BCSに基づくBiowaiverを適用していない）。同様の考え方は，膜透過性は低いものの速やかに溶解するBCSクラス3の薬物を含有する速放性製剤にも当てはまる。製剤から溶出した薬物の膜透過性は薬物自体の固有値であり，製剤に依存しないパラメータである。同クラスの薬物を含有する速放性製剤のBiowaiverもまた，欧米では認められつつある。

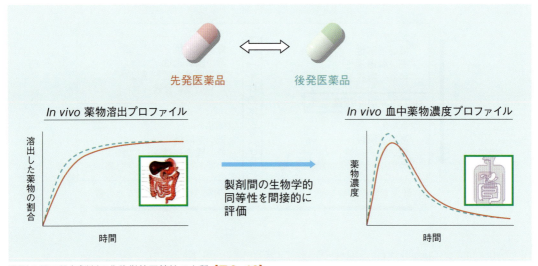

固形の経口投与製剤の生物学的同等性の本質【図3-12】

　図3-13に示すように，小腸を1本の筒と想定した場合，溶解は筒の内部で起こる現象，膜透過は筒の内部から外部へ溶解した薬物が排泄される現象（クリアランス）ととらえることができる．胃内において崩壊した製剤や溶解した薬物は，主たる吸収部位の小腸に移行する．小腸内において，溶解した薬物分子は受動拡散により小腸上皮細胞の刷子縁膜を透過した後，細胞内での代謝を免れた薬物が小腸上皮細胞の基底膜を透過し，門脈血流へ移行する．したがって，薬物の吸収量（膜透過量）は，溶解した薬物濃度の時間に対する積分値（AUC_0^t）と膜透過クリアランス（CL_{perm}）の積（Fa に相当）と，小腸初回通過代謝（Fg）との積で表すことができる．ここで，CL_{perm} は，透過性（Permeability）と小腸の有効表面積（Surface area）との積である．一般によく用いられる経口投与後の生物学的利用能（バイオアベイラビリティ）は，吸収量と肝初回通過代謝（Fh）の積である．

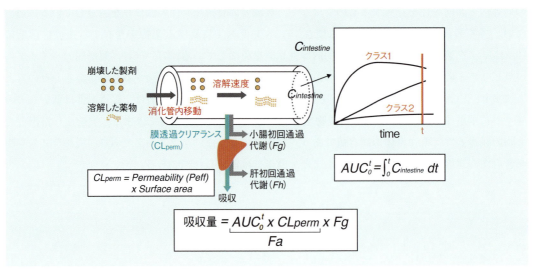

小腸における薬物吸収の理論【図3-13】

吸収量を表す式の中で，CL_{perm} および Fg は，薬物分子自体の固有値である。一方，薬物の溶解性に依存する AUC_0^t は，製剤技術により改善することが可能である。クラス１に分類される高溶解性薬物の場合，胃内において全薬物が速やかに溶解した後，小腸内に移行すると考えられており，図３-13の $C_{intestine}$ は速やかに上昇する。一方，クラス２に分類される低溶解性薬物の場合，溶解速度が小さいため，$C_{intestine}$ の立ち上がりが遅くなる。この場合，膜透過性は十分に高いため，薬物の吸収は溶解速度律速（dissolution rate-limited）となる。さらに，$C_{intestine}$ が溶解度に達した後，プラトーになる場合もあり，このときの薬物の吸収は溶解度律速（solubility-limited）となる。なお，クラス３に分類される高溶解性・低膜透過性薬物の吸収は，膜透過速度律速となる。

以上のことから，クラス２に分類される低溶解性・高膜透過性薬物の吸収を製剤技術により改善するためには，その溶解速度あるいは溶解度を大きくすることに主眼を置く（表３-５）。

低溶解性・高膜透過性薬物の吸収を改善する製剤技術【表３-５】

溶解速度の改善	微細化
溶解度および溶解速度の改善	非晶質化（固体分散体，噴霧乾燥 etc.） 可溶化（界面活性剤，自己乳化型製剤，マイクロエマルション製剤 etc.）

1 溶解速度の改善

微細化

薬物の溶解速度（dC/dt）は，以下の Nernst-Noyes-Whitney の式で表すことができる。

$$\frac{dC}{dt} = \frac{DS}{V\delta}(Cs - C)$$

D は拡散定数，S は薬物固体の表面積，δ は固体―液体界面の飽和層の外側に位置する拡散層の厚さ，V は溶液の体積，Cs は溶媒に対する薬物の溶解度，C は時間 t において溶解した薬物の濃度である。式から明らかなように，溶解速度は表面積に比例して増加する。固形製剤を製する場合，薬物はあらかじめ粉砕された後，製剤化工程に供される。汎用機器を用いて粉砕された薬物粒子の大きさは，平均粒子径で10 μm を下回る程度である。微粉砕が可能な流体式粉砕機を用いた場合，平均粒子径が約2～3 μm の薬物粒子が得られる。

薬物吸収を改善する製剤技術としての微細化の有用性を示した典型例として，米国 Elan 社の NanoCrystal® Technology があげられる。本技術は，難溶解性の薬物粒子を数100 nm のオーダーに微細化することにより，その吸収性の改善，吸収速度の増加，吸収に及ぼす食事の影響の軽減等を実現した技術である。平均粒子径と各粒子を経口投与した後の薬物吸収プロファイルとの関係を図３-14に示す。いくつかの製品にすでに適用され，例えば，最初の成功例の Rapamune® の場合，オリジナル製剤は液剤であったのに対して，NanoCrystal® Technology により錠剤化に成功している。その他の微細化技術として，米国 Dow 社が開発した BioAqueous Solubilization などが知られている。表３-６に NanoCrystal® Technology が適用された内服の製品例を示す。

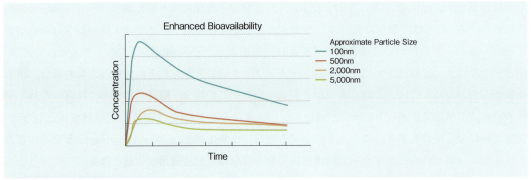

難溶解性薬物の平均粒子径と各粒子を経口投与した後の薬物吸収プロファイルとの関係【図3-14】
（Elan社ホームページより引用）

NanoCrystal® Technologyが適用された内服の製品例【表3-6】

薬物名	商品名	剤形	特徴
Sirolimus	Rapamune®	錠剤	液剤から固形製剤への変更
Aprepitant	Emend®	硬カプセル剤	新薬の上市段階から本技術を適用
Fenofibrate	TriCor®	錠剤	投薬量の減少，食事の影響の回避
Megestrol acetate	Megace® ES	液剤	製剤投与量の減少，食事の影響の回避

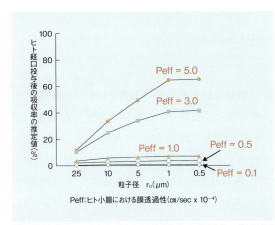

難溶解性薬物の吸収に及ぼす膜透過性と粒子径の影響（溶解度：1.0 μg/mL，投与量：100 mgと仮定）【図3-15】

図3-15は，ヒト小腸の膜透過性（P_{eff}）の異なる薬物について，溶解度を1.0 μg/mL，投与量を100 mgと仮定し，その粒子径を変えてヒトに経口投与したときの吸収量をシミュレートした結果を示している。膜透過性が低い薬物の場合，粒子径を小さくしても吸収改善は認められない。微細化は，溶解速度を大きくする技術である（Kelvinの式から，表面積の増大に伴い溶解度は高くなるが，平均粒子径1,000 nmの粒子を数10 nmまで小さくしても溶解度は10〜20%増加する程度である）。したがって，微細化は溶解速度が吸収速度を律する薬物の吸収改善に有効な技術である。

2 溶解度および溶解速度の改善

① 非晶質化

溶解速度と異なり，溶解度は溶媒の組成やpH，温度が決まれば，一定値として示される薬物固有の物理定数である。薬物は固体状態において，分子が3次元的に規則正しく配列した結晶構造をとる。溶解度は，溶質となる薬物分子と溶媒分子との親和性，および薬物分子同士の結晶中での結合の強さのバランスによって決定される。薬物の中には，化学的に同一物質でありながら，2つ以

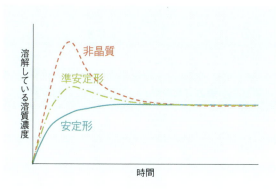

結晶形の違いによる溶解の経時変化【図3-16】

上の異なった結晶構造を持つ場合があり，この関係を結晶多形という。結晶多形のうち化学ポテンシャルが最低位の結晶を安定形と呼び，その他の結晶を準安定形と呼ぶ。また，結晶構造をとらず，ガラス状に固化したものを非晶質（アモルファス）と呼ぶ。それぞれの溶解度の大小について，"非晶質＞準安定形＞安定形"の関係が成立する。**図3-16**は，一定温度下，これらの3形態を溶媒に溶解させたときの薬物濃度の経時変化を示している。一定値に達したときの安定形の薬物濃度が安定形の溶解度である。一方，準安定形および非晶質を溶媒に溶解させたときの濃度は，任意の時点で極大に達した後，低下し，いずれは安定形の溶解度と同じとなる。溶質分子間の結合が最も強く，化学ポテンシャルが最低位の安定形として析出することが熱力学的に安定であるため，準安定形および非晶質を溶解させても，時間の経過とともに薬物濃度は低下し，最終的に安定形の溶解度と同じ値となる。

通常の医薬品開発では，化学ポテンシャルが最低位の安定形が用いられるが，難溶性薬物の開発において，高い吸収率を確保するため，溶解度の高い非晶質が用いられることがある。しかし，非晶質は化学ポテンシャルが高く，いずれは安定形に転移する。**図3-17**に示すように，薬物とキャリア（主に水溶性高分子）を一度共溶媒中で溶解・混合した後，固化し，高分子中に非晶質の薬物を安定的に分子分散させたマトリクスを固体分散体という。結晶性の難溶性薬物を固体分散体化することによって，薬物を非晶質化し，溶解度および溶解速度の改善を図る製剤技術である(Nernst-Noyes-Whitneyの式から明らかなように，溶解度の増加は溶解速度の増加を伴う)。多くのカルシウム拮抗薬などに適用されている。図に示すニフェジピンの固体分散体の粉末X線回折では，結晶に由来する明確なピークを示さず，また薬物の溶出も速やかである。ただし，固体分散体は熱力学的に不安定であり，その保存期間内に薬物の再結晶化が起こらないことを保証することが製品化の要件となる。**表3-7**に固体分散体技術が適用された内服の製品例を示す。

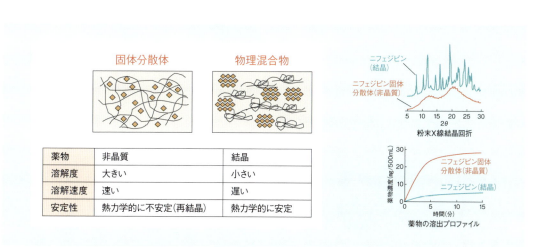

固体分散体と物理混合物との比較【図3-17】

固体分散体技術が適用された内服の製品例 【表3-7】

薬物名	商品名	剤形	薬効分類
ニフェジピン	セパミット®	細粒剤	カルシウム拮抗薬
ニルバジピン	ニバジール®	錠剤	カルシウム拮抗薬
アラニジピン	サプレスタ®	顆粒剤，硬カプセル剤	カルシウム拮抗薬
シニルジピン	アテレック®	錠剤	カルシウム拮抗薬
イトラコナゾール	イトリゾール®	硬カプセル剤	抗真菌薬
ロピナビル／リトナビル	カレトラ®	錠剤	抗HIV薬

② 可溶化

　溶質分子-溶媒分子間の極性が類似し，その分子間の親和力が大きいほど，溶質は溶媒に溶けやすい。水は極性が高い溶媒であることから，水に難溶な薬物は，極性の低い油などが良溶媒になることが多い。また，水に良好な分散性を示す界面活性剤は，そのミセル内に難溶性薬物を取り込むことができる。いわゆる界面活性剤による可溶化であり，臨界ミセル濃度以上で起こる現象である。

　近年，消化管内において，自発的に乳化してO/W型エマルションを形成するSelf Emulsifying Drug Delivery Systems（SEDDS），さらには，熱力学的に安定な等方性溶液のO/W型マイクロエマルションを形成するSelf Micro-Emulsifying Drug Delivery Systems（SMEDDS）が注目されている。前者は，薬物，油およびコサーファクタント（エタノールなどの補助界面活性剤）からなり，後者は前者の組成に界面活性剤を添加したものである。図3-18は，難溶性薬物のシクロスポリンの粉末，SEDDS製剤のサンディミュン®およびSMEDDS製剤のネオーラル®を水に分散させたときの状態を模式的に示したものである。

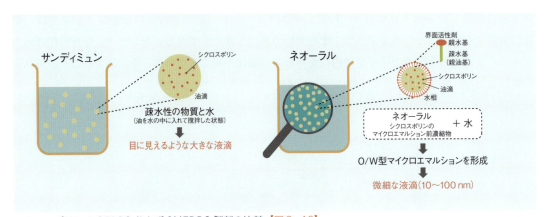

シクロスポリンのSEDDSおよびSMEDDS製剤の比較 【図3-18】
（ノバルティス ファーマ株式会社　ホームページより引用）

　サンディミュン®およびネオーラル®をヒトに経口投与した後の薬物動態学的パラメーターを**表3-6**に示す。前者に対する後者の利点は，マイクロエマルション化により血中濃度の個体内・個体間バラツキが小さくなり，吸収に及ぼす食事の影響も軽減されるなど，吸収が安定したことである。表3-7に内服の溶解性改善型油性製剤の製品例を示す。

各種シクロスポリン製剤をヒトに経口投与した後の血中薬物濃度推移および薬物動態学的パラメーター【表3-6】

パラメーター	サンディミュン	ネオーラル
$AUC_{0\text{-}12hr}$/Dose (ng・hr/mL/mg)	29.4±14.19	34.4±11.14
Cmax/Dose (ng/mL/mg)	8.61±4.701	11.00±2.944
Tmax (hr)	1.6±1.57	1.1±0.21

（ネオーラルのインタビューフォームより引用）

内服の溶解性改善型油性製剤の製品例【表3-7】

薬物名	商品名	剤形	薬効分類
シクロスポリンA	ネオーラル®	軟カプセル剤，液剤	免疫抑制薬
リトナビル	ノービア®	軟カプセル剤，液剤	抗HIV薬
アンブレナビル	AGENERASE®	軟カプセル剤，液剤	抗HIV薬
ベキサロテン	タルグレチン®	軟カプセル剤	抗がん薬

4 経口投与型DDS製剤

1 消化管内移動と放出の制御に基づくDDS

　経口投与は，薬物の投与ルートの中で最も利便性に優れており，多くの薬物が経口投与製剤として開発されている．経口投与製剤は，薬物放出プロファイルの観点から，胃内にて速やかに崩壊し胃から小腸上部にかけて薬物を速やかに放出する速放性製剤，主に胃から小腸全域にかけて薬物を持続的に放出する徐放性製剤，消化管内の任意の部位において薬物を放出する部位特異的放出性製剤に分類される．「コントロールドリリース製剤＝徐放性製剤」のイメージは強いが，それはあくまでも狭義の定義であり，学術的には後二者が経口のコントロールドリリース製剤である．各種経口投与製剤の消化管内における製剤崩壊・薬物放出部位を図3-19に示す．また，各種経口投与製剤からの薬物放出プロファイルおよび血中薬物濃度推移を図3-20に示す．製剤を経口投与した後の血中薬物濃度推移は，それぞれの放出特性に従う．例えば，速放性製剤の場合，速やかな薬物放出に従って，投与後速やかに血中薬物濃度は上昇し，ピークに到達した後，体内動態特性に従って薬物は体内から消失する．また，経口で投与された製剤は，口腔，食道を速やかに通過し，胃で1～3時間，小腸で3～5時間，大腸で約20時間滞留し，通常，1日後には排便により体外に排出される．食事の有無は，胃内滞留時間に大きく影響するが，腸内滞留時間にはあまり影響を及ぼさない．

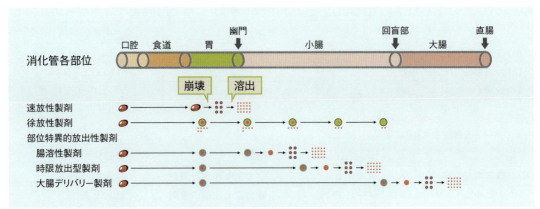

各種経口投与製剤の消化管内における製剤崩壊・薬物放出（溶出）部位 【図3-19】

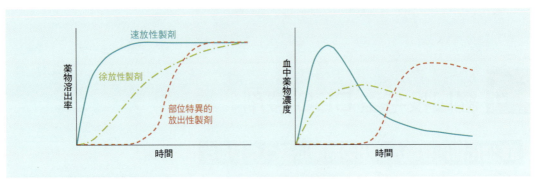

各種経口投与製剤からの薬物放出（溶出）プロファイルと血中薬物濃度推移 【図3-20】

2 徐放性製剤

　徐放性製剤は，長時間にわたって治療域内にほぼ一定レベルで血中薬物濃度が維持されるように設計された製剤である．その優れた体内動態特性により服薬回数が減るだけではなく，速放性製剤で見られる急速な血中薬物濃度の立ち上がり，血中薬物濃度の大きな日内変動，ピーク前後の治療域を超えた血中薬物濃度に起因する副作用の発現リスクが軽減される．その結果，服薬アドヒアランスや治療継続率が改善され，長期の治療成績が向上する．

　経口投与製剤の徐放化は古くから試みられており，Section 2-3で詳細を述べた通り，多様な技術が開発されている．その技術的完成度は高く，一般用医薬品も含め，多くの製品が開発されている．優れた体内動態特性（緩やかな血中薬物濃度の上昇，治療域内の血中薬物濃度の長時間の維持およびその小さな日内変動）を達成するために製剤に求められる薬物放出プロファイルは，薬物の特性による違いはあるにせよ，そのプロファイルを具現化する製剤技術はほぼ完成されている．疾患の特性に応じた最適な薬物療法を実現することを目的として，既存の技術を単独あるいは組み合わせて適用した経口のコントロールドリリース製剤が数多く開発されている．狭義のコントロールドリリースである徐放化技術が適用された経口投与製剤の一例を表3-8に示す．その典型的な成功例は，高血圧症・狭心症治療薬のカルシウム拮抗剤に見ることができる．以下，ニフェジピンを例に，徐放性製剤の有用性を概説する．

徐放化技術が適用された経口投与製剤の一例【表3-8】

疾患領域	一般名	販売名	期待されるメリット
高血圧症，狭心症	ニフェジピン	アダラートL錠，アダラートCR錠	・副作用の軽減（血圧低下に伴う心拍数増加の抑制） ・服薬回数の減少 　速放性製剤：1日3回 　徐放性製剤：1日1回 　　（アダラートL錠は1日2回）
	ジルチアゼム塩酸塩	ヘルベッサーRカプセル	
がん性疼痛	モルヒネ硫酸塩水和物	MSコンチン錠	・副作用の軽減 ・終末期におけるQOLの向上 （有効血中濃度の維持） ・服薬回数の減少 　モルヒネ）内服液：4時間ごとに服薬 　　　　　　徐放性製剤：1日2回 　オキシコドン）散剤：6時間ごとに服薬 　　　　　　　徐放性製剤：1日2回
	オキシコドン塩酸塩水和物	オキシコンチン錠	
排尿障害	タムスロシン塩酸塩	Omnic Ocas	・副作用（起立性低血圧など）の潜在的リスクの軽減 ・効果の安定化（食事の影響の軽減） ・先行製剤は徐放性製剤であり，服薬回数は変わらず（1日1回）
注意欠陥／多動性障害	メチルフェニデート塩酸塩	コンサータ錠	・副作用の軽減（乱用リスクの軽減） ・効果の安定化（有効血中濃度の維持） ・服薬回数の減少 　速放性製剤：1日2〜3回 　徐放性製剤：1日1回
うつ病	パロキセチン塩酸塩水和物	パキシルCR錠	・副作用の軽減 ・腸溶性技術の併用による末梢性の副作用（悪心・嘔吐）の軽減 ・薬物動態の最適化による忍容性の向上 ・服薬回数は先行の速放性製剤と変わらず（1日1回）

　本邦で上市されているニフェジピンを含有する経口投与製剤（先発品）を図3-21に示す。ニフェジピンの速放性製剤は軟カプセル剤である。図3-22-aに示すように，投与後速やかに血中薬物濃度は上昇し，ピークに到達した後，速やかに体内から消失するため，1日3回投与する必要がある。徐放性製剤については，1日2回投与型のアダラートL錠および1日1回投与型のアダラートCR錠が臨床で用いられている。L錠では，速放性顆粒と徐放性顆粒を混ぜて錠剤としたスパスタブ型と呼ばれる製剤技術，CR錠では，徐放化機能を有する内核を速放性部分が覆ったロンタブ型と呼ばれる製剤技術が適用されている（表2-4参照）。徐放性製剤の経口投与後，緩やかな血中薬物濃度の上昇と治療域内濃度の長時間の維持が観察される（図3-22-a）。また，1日1回投与型は1日2回投与型よりも優れた体内動態特性を有している。各製剤を1回経口投与した後の血圧降下作用を図3-22-bに示す。速放性製剤の降圧作用は一過性であるが，徐放性製剤では降圧作用の緩やかな発現と作用の長時間持続が観察され，1日1回投与型の降圧作用は1日2回投与型よりも優れている。一方，図3-22-cに示すように，速放性製剤では一過性の血圧降下に伴う圧反射性の交感神経活性化を介した一過性の心拍数増加が誘発される。これらの急激な変化は心筋梗塞

と関連することが示唆されており，薬剤の忍容性低下につながることが報告されている．1日2回投与型の徐放性製剤では心拍数増加は軽減され，1日1回投与型の徐放性製剤では心拍数増加は完全に回避されている．高血圧は自覚症状のない疾患であり，薬物療法を通して血圧が下がることにより，慣れるまでは体調が悪くなったと感じる患者も多い．徐放性製剤は，無意識のうちに症状を改善しており，多くの医療従事者がイメージする「徐放性製剤＝カルシウム拮抗剤」の図式の通り，ニフェジピンの徐放性製剤は医療に大きく貢献している．

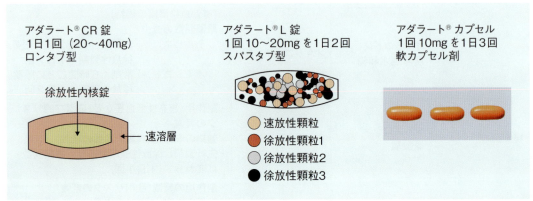

本邦で上市されているニフェジピンの経口投与製剤（先発品）【図3-21】

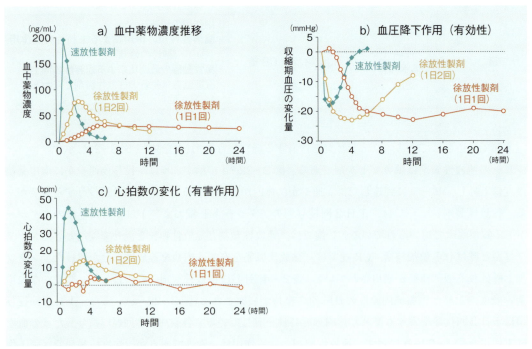

ニフェジピンを含有する各製剤を経口投与した後の
血中薬物濃度推移(a)，血圧降下作用(b)および心拍数の変化(c)【図3-22】
(J.Hypertens, 22(2014)1641-1648より一部改変)

3 部位特異的放出性製剤

小腸上皮細胞刷子縁膜上の排泄型トランスポーターによる認識，小腸上皮細胞内における代謝，および消化管管腔内における消化管内容物との相互作用（消化管内容物による不溶化および消化酵素による分解）は，いずれも薬物吸収を低下させる因子である。これらの因子を除去あるいは軽減することができれば，薬物の経口吸収性を改善することができる。古くは，消化酵素の少ない大腸にペプチド性薬物をデリバリーする研究があげられるが，この事例のように，薬物吸収に影響を及ぼす因子の消化管内分布の偏りを考慮し，それらの因子と薬物との出会いを最小限にする部位特異的放出性製剤が研究されている。後述するように，部位特異的放出性製剤の目的は，吸収改善やターゲティングであるが，技術的には，消化管内のpHに応答して溶解する腸溶性高分子や大腸内アゾ還元酵素により分解される高分子などを用いたコントロールドリリース技術をベースとしている。

① 腸溶性製剤

最も古典的な部位特異的放出性製剤は，腸溶性製剤である。腸溶性製剤は，薬物が胃内で分解したり，胃壁への刺激性があるなど，胃での薬物放出が好ましくない場合に用いられる剤形である。薬物を含有するコアの錠剤あるいは顆粒に腸溶性コーティングを施して調製される。腸溶性コーティング剤として，メタアクリレートコポリマーおよびセルロース誘導体が汎用されている。市販されているほとんどの腸溶性コーティング剤は，pH5～6以上で溶解する。したがって，一般的な腸溶性製剤は胃から小腸内に移行した後，小腸上部にて速やかに崩壊し，薬物を放出するように設計されている。

② 小腸内部位特異的デリバリー製剤

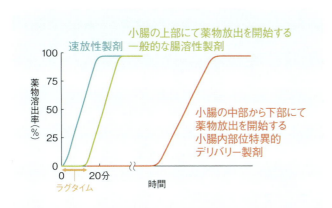

人工腸液中（pH6.8の試験液）における各製剤からの薬物放出（溶出）プロファイル【図3-23】

近年，小腸の中部から下部にて薬物放出を開始する製剤を用いて，小腸上皮細胞内における代謝あるいは消化管管腔内における消化管内容物との相互作用を軽減し，薬物の経口吸収を改善する試みが報告されている。図3-23は，同製剤の溶出プロファイルを他の製剤と比較したものである。同製剤は，小腸内の任意の部位に製剤が到達した後に薬物放出を開始する製剤であり，時限放出型製剤と定義されることもある。

小腸初回通過代謝は，CYP3Aに代表される小腸上皮細胞内酵素による代謝に起因して薬物吸収量が低下する現象である。カルシウム拮抗薬，HMG-CoA還元酵素阻害薬（いわゆるスタチン製剤），免疫抑制剤など，多くの薬物で報告されている。CYP3A発現量には部位差が存在し，小腸下部で

は発現量が低下する。図3-24は，シンバスタチンを含有する速放性製剤およびpH非依存型の徐放性基剤のEudragit® RS100をコーティング基剤として用いた小腸内部位特異的デリバリー製剤（遅放性製剤）をヒトに経口投与した後の血中薬物濃度推移を示している。シンバスタチンの放出開始部位を小腸下方に移行させることにより，CYP3Aによる代謝が軽減され，AUCは約3倍に上昇している。

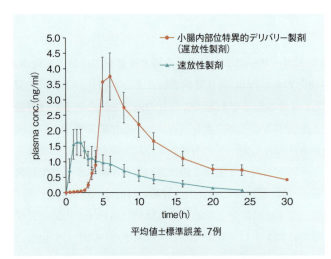

シンバスタチンを含有する速放性製剤および小腸内部位特異的デリバリー製剤をヒトに経口投与した後の血中薬物濃度推移【図3-24】
(Pharm, Res, 25(2008)1591-1600の図4を改変)

図3-25に示すように，ヒトの小腸内pHは下部へ移行するほど高くなる。小腸中部から下部のpHに対応したpH以上で溶解する腸溶性コーティング剤を用いて，当該部位に製剤が到達した後に薬物を放出する小腸内部位特異的デリバリーも研究されている。

食事摂取の有無は薬物の吸収性に影響を及ぼすことがある。食後の高吸収性（食事の正の影響）と食後の低吸収性（食事の負の影響）に大別され，前者はBCSのクラス2に分類される薬物，後者はクラス3に分類される薬物にしばしば見られる。特に食事の負の影響を示す薬物は，その影響を回避するため，食前あるいは食

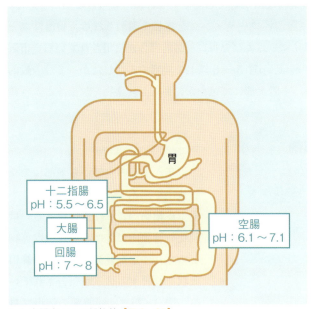

ヒト小腸内pHの部位差【図3-25】

間に投与される。しかし，本用法に対するコンプライアンスは決して高くないため，用法の非遵守が原因となり，期待通りの薬効が得られないことが懸念される。食事の負の影響の主な要因は，薬物と消化管内容物（食事成分由来のタンパクや金属イオン，消化管の分泌液など）との物理化学的な相互作用である。消化管内移動に伴って食事成分は消化・吸収されるため，小腸中部から下部では，薬物と食事成分との相互作用は軽減されることが期待される。

腸溶性コーティング剤のヒプロメロースアセテートサクシネート（HPMCAS）は，分子内のサクシノイル基含有量の減少に伴い溶解開始pHが上昇する。図3-26は，食事の負の影響を示すトリ

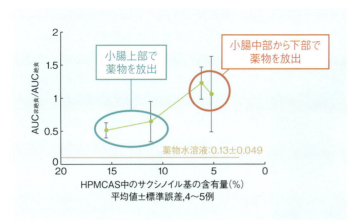

イヌにおけるトリエンチン塩酸塩を含有する各種腸溶性製剤の薬物放出部位と食事の負の影響の軽減効果との相関性【図3-26】
(J. Pharm. Sci., 97(2008)5341-5353の表3を改変)

エンチン塩酸塩を含有する各種腸溶性製剤（錠剤）を絶食および非絶食のイヌに経口投与した後のAUC比を示している。薬物水溶液を経口投与した場合，非絶食時のAUCは絶食時の約1/8まで低下する。この低下は，腸溶性製剤とするだけで約1/2まで改善されたが，薬物放出部位を小腸中部から下部に移行させることにより，食事の負の影響を解消することに成功している。

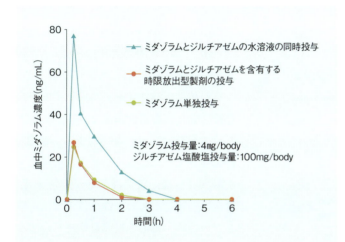

イヌにおけるミダゾラムの吸収性に及ぼすジルチアゼム併用の影響および時限放出型製剤化による併用薬の影響の回避【図3-27】
(J. Pharm. Sci., 92(2003)790-797の図3を改変)

合剤（2種以上の薬物を含有する製剤）中に含まれる薬物同士，あるいは併用薬との間に，消化管内での薬物相互作用が存在する場合，小腸内部位特異的デリバリー製剤（時限放出型製剤）は有効な製剤技術となり得る。ミダゾラムとジルチアゼムは，いずれもCYP3Aの基質である。図3-27に示すように，両薬物を含有する水溶液をイヌに経口投与した場合，CYP3Aによる代謝が飽和され，ミダゾラム単剤を投与したときに比べ，血中ミダゾラム濃度は上昇した。時限放出型製剤として，両薬物の放出部位を変えることにより，単剤投与時と同じ血中薬物濃度プロファイルを得ることに成功している。

③ 大腸デリバリー製剤

　胃や小腸で吸収もしくは分解されることなく，薬物を経口的に大腸にデリバリーする技術である。消化酵素の少ない大腸にペプチド性薬物をデリバリーする，潰瘍性大腸炎等の大腸疾患の患部に薬物を直接デリバリーするなどの目的で研究されている。潰瘍性大腸炎治療薬の5-アミノサリチル酸（メサラジン®）を含有する製剤として，アサコール®錠やペンタサ®錠が上市されている。アサコール®錠は，図3-28に示すように，pH7.0以上で溶解するメタクリル酸コポリマーSで錠剤をコーティングし，pH 7以上となる回腸末端から大腸全域でメサラジンが放出されるように設計された大腸デリバリー製剤である。一方，ペンタサ®錠は，pH非依存型の水不溶性のエチルセルロースで錠

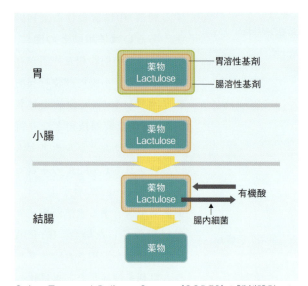

5-アミノサリチル酸(メサラジン®)を含有する大腸デリバリー製剤(アサコール®錠)の大腸内挙動【図3-28】
(アサコール錠　総合製品情報概要より引用)

Colon-Targeted Delivery System (CODES)の製剤設計コンセプト【図3-29】
(日本薬学会ホームページより引用)

剤をコーティングし，小腸から大腸にかけて薬物を放出する製剤であり，厳密には徐放性製剤である。消化管のpH変化を利用したもの以外，腸内細菌が消化管下部，特に結腸に多く存在することを利用したもの，消化管内の移動時間差を利用したもの，消化管内圧差を利用したものなどが，大腸デリバリーシステムとして研究されている。なお，サラゾスルファピリジンは，大腸に到達した後，大腸内細菌によりアゾ結合が切断され，5-アミノサリチル酸を放出するプロドラッグである。

Colon-Targeted Delivery System (CODES)は，薬物およびLactulose(フルクトースとガラクトースからなる二糖)を含む核を胃溶性基剤でコーティングした後，さらに腸溶性基剤でコーティングした大腸デリバリー製剤である。図3-29に示すように，胃内で被膜は溶解せず，小腸内移行後，腸溶性基剤が溶解する。胃溶性基剤は小腸の中性条件下では溶解しないため，胃溶性被膜を維持したまま，製剤は大腸内へ移行する。大腸内移行後，胃溶性被膜を通して放出されたLactuloseが腸内細菌で分解され，有機酸が発生する。有機酸により胃溶性基剤が溶解し，薬物が放出されるシステムである。放射性物質を含有するCODESをヒトに経口投与した後，ガンマシンチグラフィを用いて製剤崩壊部位を調べた結果を図3-30に示す。写真から，大腸到達後にCODESが崩壊している様子がわかる。その他，胃溶性基剤の代わりに薬物を含む核(Lactuloseは含まない)をキトサンでコーティングし，キトサンの腸内細菌による分解を利用して大腸内で薬物を放出する製剤も研究されている。

　コントロールドリリース技術自体の新鮮さや複雑さは別として，今後，斬新な目的を持つ部位特異的放出性製剤が実用化されることが期待される。

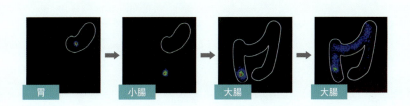

ヒト消化管内における Colon-Targeted Delivery System (CODES)の崩壊挙動【図3-30】
(J. Pharm. Sci., 93(2004)1287-1299の図4を改変)

4 口腔内崩壊性製剤

　口腔内崩壊性製剤は，口腔内において，製剤(錠剤)が唾液または少量の水で速やかに崩壊することにより設計された製剤である(OD錠やD錠と呼ばれる)。嚥下困難な高齢者や小児，また，水分摂取が制限されている患者に容易に服用できる製剤として開発され，第16改正以降の日本薬局方にも掲載されている。なお，口腔内崩壊性製剤は口腔内で速やかに崩壊するものの，同時に薬物が放出されるわけではない。日本薬局方の分類からもわかる通り，口腔内崩壊性製剤は経口投与する製剤であって口腔内に適用する製剤ではない。つまり，本製剤に含まれる薬物は，消化管から吸収される(舌下錠やバッカル錠のように，口腔内粘膜から吸収されるわけではない)。

　製剤設計の特徴として，速崩壊性と成形性を同時に維持しなければならないことがあげられる。糖や糖アルコールが添加されていることが多く，図3-31は加湿処理をしてマルトースを結晶化し，成形性を高めた例である。硬度の値は，錠剤の良好な成形性を示しているが，写真から明らかなように，一滴の水で速やかに崩壊する。

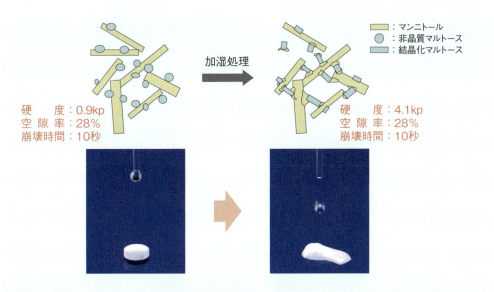

口腔内崩壊性製剤の製剤設計の一例およびその崩壊挙動【図3-31】
(Foods Food Ingredients J. Jpn, 210(2005)391-401の図2を改変)

　口腔内崩壊性製剤は，患者の利便性のみならず，ライフサイクルマネージメントの観点から，先発医薬品メーカーの先行製剤の剤形追加として上市されるケースが多い。薬物放出プロファイルの

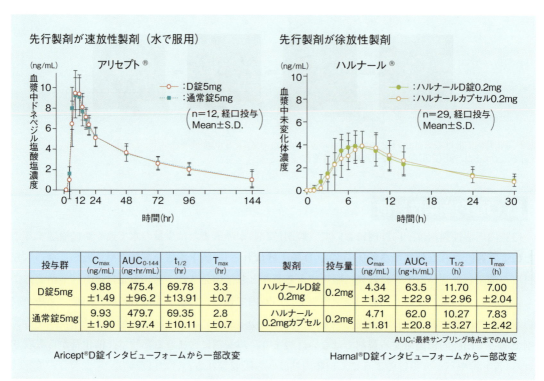

先発品メーカーが剤形追加した口腔内崩壊性製剤の事例【図3-32】

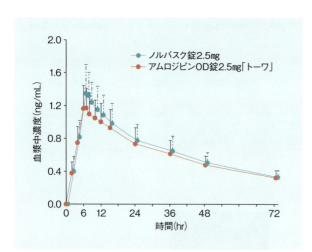

アムロジピンを含有する先発メーカーの錠剤およびジェネリック薬メーカーの口腔内崩壊錠の空腹時ヒト体内動態(服薬時の水投与あり)の比較【図3-33】
(出典:東和薬品株式会社より資料提供)

違いに基づく経口投与製剤の分類を表3-9に示す。口腔内崩壊性製剤は速放性が主であるが,徐放性の口腔内崩壊性製剤も開発されている。それぞれの事例を図3-32に示す。また,最近では,後発医薬品メーカーが,先発医薬品との差別化の観点から口腔内崩壊性製剤を開発するケースも見受けられる。図3-33から明らかなように,アムロジピンを含有する先発医薬品メーカーの錠剤(通常製剤)と後発医薬品メーカーが開発した口腔内崩壊錠は,生物学的に同等である。

製剤崩壊および薬物放出(溶出)プロファイルの違いに基づく経口投与製剤の分類【表3-9】

速放性製剤	胃内にて速やかに崩壊し,胃から小腸にかけて薬物を溶出する製剤
徐放性製剤	主に胃から小腸にかけて,薬物を徐々に放出する製剤
部位特異的放出性製剤	消化管内の任意の部位において,薬物を放出する製剤

Section 4

経皮投与とその改善

山下富義

1　皮膚の構造と吸収経路
2　吸収改善の理論
3　経皮吸収の改善技術
4　経皮コントロールドリリース製剤

Section 4 経皮投与とその改善

皮膚は局所のみならず全身治療を目的とした薬物投与経路として注目され，さまざまな経皮吸収の制御・改善技術が開発されている。

1 皮膚の構造と吸収経路

　薬物の経皮投与は，消炎や鎮痛など局所治療を目的とするばかりではなく，肝臓での初回通過効果の回避や薬物の長時間投与が可能であるなどの理由から，全身作用を期待した投与法として注目されている。

　皮膚は，表面から大きく表皮，真皮，皮下組織の三層からなり，汗腺や毛嚢など付属器官がこれらを貫いて存在している。表皮は形態学的に数層の構造に分けられ，最も表層には角質層と呼ばれるケラチンマトリックスで満たされた死んだ細胞層が存在する。角質層の細胞間隙にはセラミド，コレステロール，脂肪酸などの脂質が多重ラメラ層を形成し，これが生体からの水の蒸散や外界からの物質侵入に対するバリアーとして機能している（図4－1）。

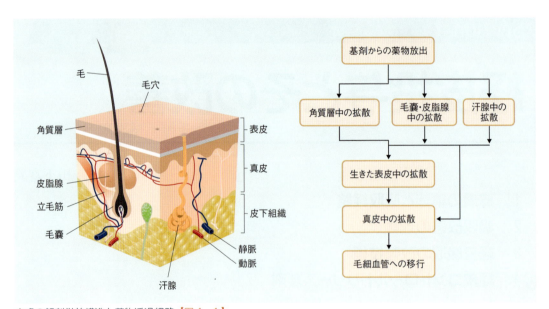

皮膚の解剖学的構造と薬物透過経路【図4－1】

　薬物の経皮吸収経路は，大きく角質層を通る経路と毛嚢などの付属器官を通る経路に分けられる。角質層を通る経路は細胞間隙の脂質層がバリアとなるため，水溶性の高い薬物の透過性は極めて低い。したがって，水溶性薬物では付属器官を通る経路の寄与が相対的に大きくなるが，皮膚全体の表面積に対する付属器官の占める割合は約0.1%であり，その透過はほとんど無視できる。角質層

を通過した薬物はさらに生きた表皮および真皮層を拡散する。真皮の上部には毛細血管が発達し，薬物の多くはここで血管に取り込まれて全身循環に移行する。血管に取り込まれなかった薬物はさらに深部に拡散し，皮下の脂肪層や筋肉層に移行する。

2 吸収改善の理論

　薬物皮膚透過のメカニズムは，基本的に皮膚表面と皮膚深部との濃度差によって起こる受動拡散である。薬物は，製剤として基剤に溶解または懸濁分散された状態で投与されるので，薬物の皮膚透過速度は，薬物の物性のみならず，基剤の物性によっても左右される（図4-2）。理論的には，薬物の製剤から皮膚への分配しやすさは，薬物の基剤および皮膚に対する溶解度の比によって決定される。

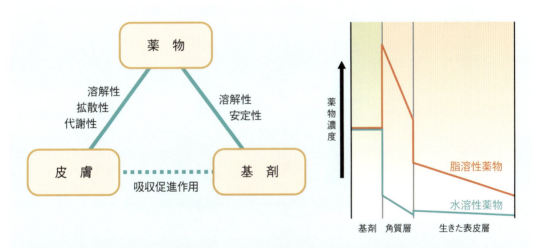

基剤から皮膚への分配係数は，薬物の皮膚に対する溶解度と基剤に対する溶解度の比によって決まる。脂溶性薬物ほど皮膚に溶けやすく，分配係数が大きくなる。ただし，非水性基剤や油性基剤を用いた場合には，脂溶性薬物の基剤に対する溶解度が水性基剤の場合に比べて高くなり，基剤から皮膚への分配係数が低下する。

経皮吸収を決定する因子と皮膚中薬物濃度【図4-2】

　Higuchiの式は，熱力学的活動度を用いて皮膚透過速度を記述したものである。基剤中での薬物濃度の上昇とともに熱力学的活動度は増加するが，基剤ごとに活動度係数が異なるため同じ濃度であっても熱力学的活動度は異なる。薬物が懸濁状態にある場合，溶解している薬物は固相と平衡関係にあるため，基剤中での薬物の熱力学的活動度は，固体状態のそれに等しくなっている。したがって，基剤が直接皮膚に作用して透過性を変化させることがなければ，懸濁状態からの薬物の皮膚透過速度は基剤の種類によらずすべて等しい（図4-3）。

　薬物の経皮吸収を改善するためには，①薬物自身の熱力学的活動度を増大させる，②薬物の皮膚中での活動度係数を減少させる，③薬物の皮膚中での拡散係数を増大させる，の3つが考えられる。

プロドラッグ化の場合，結晶性を変化させて薬物の融点を下げることで①の効果が期待でき，脂溶性を増大させることで，②の効果も期待できる。経皮吸収促進剤の利用は，主として③の効果を期待するものである（図4-4）。

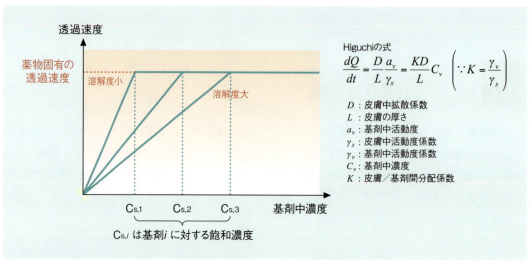

薬物の皮膚透過速度と基剤中濃度との関係【図4-3】

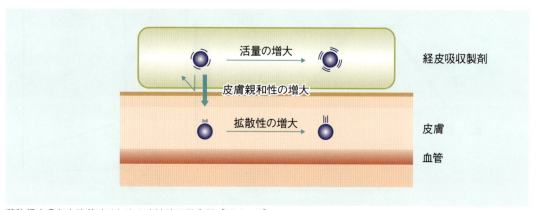

薬物経皮吸収を改善するための方法論の概念図【図4-4】

3 経皮吸収の改善技術

　薬物の経皮吸収を改善する方法は，大きく化学的方法と物理的方法に分類される。前者には吸収促進剤の併用やプロドラッグ化があげられ，後者にはイオントフォレシス，ソノフォレシス，マイクロニードル法などがあげられる。

1 吸収促進剤

吸収促進剤は，皮膚に直接作用しバリア機能を低下させることによって，薬物の皮膚透過性を促進する。吸収促進剤には，オレイン酸に代表されるように脂肪鎖と極性基からなる両親媒性物質とエタノールやプロピレングリコールのような極性溶剤がある（図4-5）。これらを組み合わせることによって相乗的な吸収促進効果が得られる。吸収促進剤は，バリアの本体である脂質膜の流動性を増大させたり，脂質を引き抜いたりすることで，その作用を発揮する（図4-6）。溶剤性の吸収促進剤は，薬物の皮膚への溶解性を増大させるコソルベントとしての効果を示す。

経皮吸収促進作用を有する化合物【図4-5】

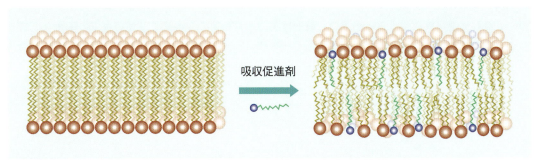

吸収促進剤の作用機構【図4-6】

2 プロドラッグ

プロドラッグはそれ自身は薬理学的に不活性であるが，生体内で酵素等により活性をもった親薬物に変換される化合物である。脂溶性を増大させて皮膚分配を促進するのが基本的な狙いであるが，固体結晶の格子エネルギーの減少によって基剤中での溶解度が増すこともある。ただし，プロドラッグ化による分子量の増大は経皮吸収を減少させる方向に働くので，トレードオフの関係がある。プロドラッグ化による経皮吸収促進が実用化に繋がった例はほとんど報告されていない。図4-7に報告されている代表的な経皮吸収プロドラッグの例を示す。

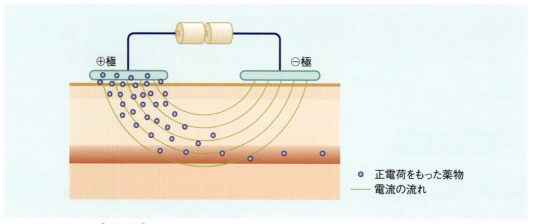

bis(acyloxymethyl)-6-mercaptopurine

alkoxylcarbonyl-mitomycin C

これらのプロドラッグは皮膚エステラーゼによって加水分解される。アシルオキシメチル型では加水分解によってカルボン酸が遊離した後ホルムアルデヒドが，アルコキシカルボニル型ではアルコールが遊離した後二酸化炭素が速やかに放出されて，親薬物に変換される。

代表的な経皮吸収プロドラッグ【図4-7】

3 イオントフォレシス

　イオントフォレシスは，皮膚に電場をかけることによってイオン性薬物の皮膚透過を促進する方法である。ペプチドやタンパク質など高分子物質でも経皮吸収を促進できるという特徴がある。例えばカチオン性薬物の場合には，正極側を薬物リザーバーとすることで吸収が促進される（図4-8）。ただし，皮膚には脂質やタンパク質に由来する負の固定電荷があり，通電時には陽イオンが選択的に流れるため，正極から負極への電気浸透流が起こる。これが容積流となって薬物が皮膚内に浸透する。したがってイオントフォレシスでは，正極を薬物リザーバーとするカチオン性薬物のほうが吸収促進に成功することが多い。最近はデバイス技術の進歩により使い捨てのイオントフォレシスパッチも開発されている。

イオントフォレシス【図4-8】

4 ソノフォレシス

　ソノフォレシスは，皮膚に超音波を照射することによって薬物吸収を促進する方法である。脂質層の熱運動性の増大によって薬物拡散性が増大したり，キャビテーション気泡が皮膚表面で振動，崩壊することで生じるジェット流によって薬物透過が促進されると考えられている。

5 マイクロニードル

　マイクロニードルは，マイクロメートルオーダーの微細な針を用いて皮膚を穿孔し，薬物を皮内に送達する方法である。侵襲性が最小限に抑えられ，痛覚神経も刺激しないという利点がある。ナノテクノロジーによる微細加工技術の進歩によってその製造が可能となり，最近では臨床使用可能な高分子等を使ってマイクロニードルも開発されている（図4-9，4-10）。

　1.5mm長の超短小中空針を使ったマイクロインジェクションによる皮内インフルエンザワクチン（Intanza®/IDflu®）が欧州で承認されるなど，ワクチン皮内投与の有効性が実証されつつある中で，マイクロニードルの利用が注目を集めている。

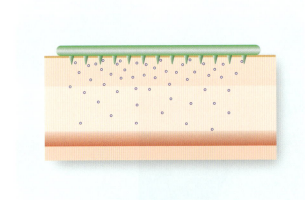

マイクロニードルによる経皮吸収促進 【図4-9】

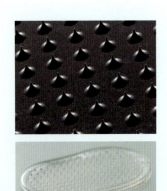

MicroHyala®：ヒアルロン酸で作られたマイクロニードル（コスメディ製薬より資料提供）
【図4-10】

4 経皮コントロールドリリース製剤

　経皮コントロールドリリース製剤は，経皮治療システム（Transdermal Therapeutic System，略してTTS）とも呼ばれ，長時間にわたり薬物を送達し血中濃度を一定に維持できることから，さまざまな疾患に対する予防薬に適用されている。狭心症治療薬のニトログリセリンや硝酸イソソルビド，喘息治療薬のツロブテロールなど，夜間あるいは早朝に起こりやすい発作に対して予防効果を発揮する医薬品や，尿失禁治療薬のオキシブチニンやアルツハイマー型認知症薬のリバスチグミン

など高齢者ケアに関係する医薬品など，QOL 改善につながる製剤が多く開発されている（表 4-1，図 4-11）。

臨床使用されている経皮治療システム【表 4-1】

薬物	適用	商品名	形状
スコポラミン	乗り物酔い	Transderm-Scop	リザーバー型
ニトログリセリン	狭心症	ニトロダーム TTS	リザーバー型
		Nitro-Dur	マトリックス型
		ミリステープ	感圧粘着テープ型
硝酸イソソルビド	狭心症	フランドルテープ S	感圧粘着テープ型
		アバティアテープ	感圧粘着テープ型
クロニジン	高血圧	Catapres TTS	リザーバー型
エストラジオール	更年期障害，骨粗鬆症	エストラーナテープ	感圧粘着テープ型
フェンタニル	がん疼痛	デュロテップ MT パッチ	マトリックス型
ニコチン	ニコチン依存症	ニコチネル TTS	リザーバー型
テストステロン	更年期障害	Androderm	リザーバー型
		Testoderm	マトリクス型
ツロブテロール	気管支喘息	ホクナリンテープ	感圧粘着テープ型
オキシブチニン	頻尿・尿失禁	ネオキシテープ	感圧粘着テープ型
		Oxytrol	感圧粘着テープ型
リバスチグミン	アルツハイマー型認知症	Exelon Patch	感圧粘着テープ型
ロチゴチン	パーキンソン病	ニュープロパッチ	感圧粘着テープ型

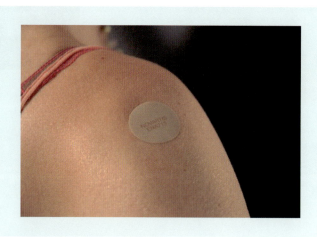

アルツハイマー型認知症治療薬 Exelon Patch® 【図 4-11】
（ノバルティス ファーマ株式会社より資料提供）

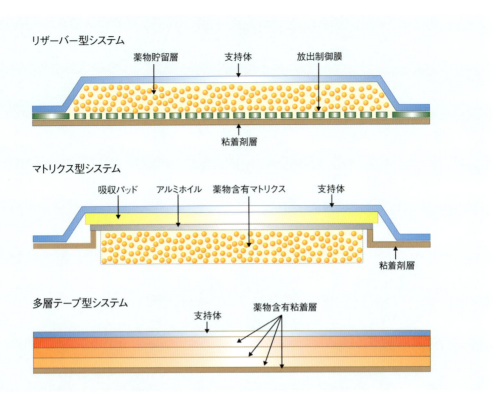

経皮治療システムの模式図【図4-12】

　経皮コントロールドリリース製剤は，大きくリザーバー型とマトリクス型に分類される。リザーバー型製剤は，薬物放出制御膜により薬物放出がコントロールされるのが特徴である。マトリクス型製剤は，薬物貯留層に高分子を配合しマトリクス中での薬物拡散速度を制御したものである。テープ型製剤もマトリクス型であるが，粘着剤層自体に薬物貯留能および放出制御能も付与させた点に特徴がある（図4-12，4-13）。

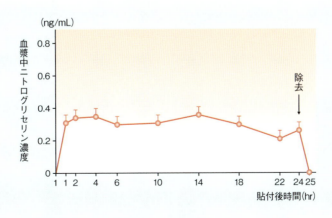

ニトロダームTTS25mg貼付後の血漿中ニトログリセリン濃度【図4-13】
（ニトロダームTTSの添付文書より引用）

Section 4　経皮投与とその改善

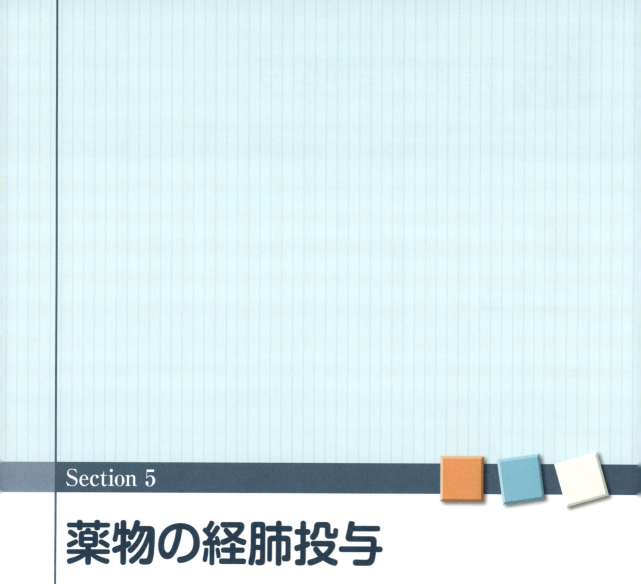

Section 5

薬物の経肺投与

岡本浩一

1 肺の構造と薬物投与部位としての特徴
2 経肺投与技術

Section 5 薬物の経肺投与

ガス交換を行う臓器として肺は極めて大きな肺胞表面積と血流量をもち，DDS製剤のアクセスも可能なことから，薬物投与経路として注目されている。

1 肺の構造と薬物投与部位としての特徴

1 肺の構造

肺は気管(trachea)から気管支(bronchi)，細気管支と枝分かれを繰り返し(図5-1a)，肺胞(alveolar)を含めた表面積は100 m²に及び，小腸に匹敵する。肺胞は肺全体では3～5億個存在し，直径約300 μm，上皮の厚さは約0.2～0.5 μmであり，小腸上皮(約50 μm)の100分の1程度である。図5-1bは緑色蛍光タンパク質を発現するEGFP遺伝子を取り込ませたマウス肺の組織切片の蛍光顕微鏡写真で，肺胞の構造が観察できる。

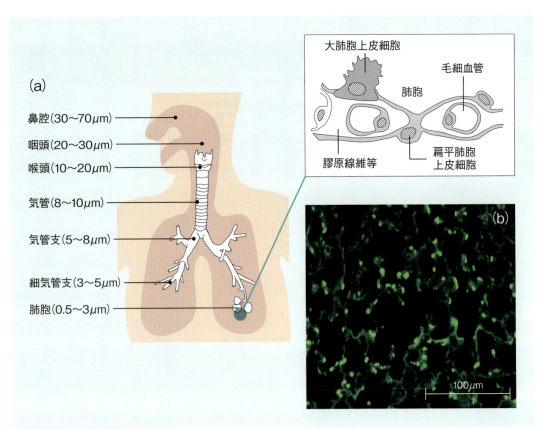

呼吸器系および肺の構造【図5-1a, b】

さらに肺には全身血がすべて流れ込むので，その流速（約5,700 mL/min）は門脈血流速（約1,100 mL/min）の5倍ある。また，代謝酵素活性は消化管に比べて低い。これらの特徴より，消化管では吸収が困難なペプチド性医薬などの吸収部位として，肺は多くの利点を有している。

❷ 薬物の経肺吸収

① 全身作用

　肺胞は薄く，表面積が広いため，他の部位に比べて物質透過性が良い。分子量によらずFITC-dextranの1時間あたりの吸収量（ラット）は，小腸（○），鼻（△），口腔（□），大腸（●）に比べ，肺（▲）で多くなっている（**図5-2**）。製剤を肺胞に送達することで，薬物の全身送達が可能になる。ペプチド性医薬など消化管からは吸収されにくい薬物を吸入剤化する研究が活発にされている。

　2006年1月には欧米でインスリン吸入粉末剤 Exubera が製造承認されたが，売り上げが伸びず2007年秋に販売中止となった。

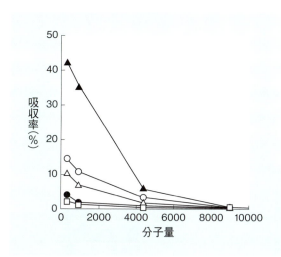

部位による薬物吸収性の比較【図5-2】

2014年6月には米国で小型の吸入器を用いたインスリン吸入粉末剤 Afrezza が製造承認されたが，やはり売り上げが伸びず2016年に販売中止となった。いずれの製剤も，価格が高いことや定期的な肺機能検査が必要なことが，保険会社や患者に敬遠された理由のようである。

② 局所作用

　喘息，慢性閉塞性肺疾患（COPD），肺がんなどの肺局所疾患においては，気管支など肺局所に製剤を送達することで，効率的な治療が可能になる。局所作用を目的とした場合，全身に移行した薬物は副作用の原因となる。そのため，肺局所作用を目的とした吸入薬には，肝代謝を受けやすい薬物が用いられる。吸入ステロイド薬は，噴霧された薬剤の45～85％が口腔から消化管に移行する。また，肺に到達した薬物の一部は脈管系に吸収される。これら全身移行した薬物の多くは肝臓で代謝される（**図5-3**）。

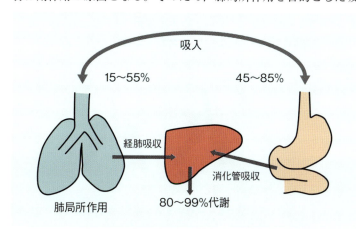

吸入ステロイド薬の体内動態の例【図5-3】

3 経肺吸収に影響する因子

① 粒子径

　肺胞に効率良く送達するためには，粒子径が0.5から3μmが最も良いといわれている。粒子径が大きいと肺胞に到達する前に気道に付着する（図5-4）。また，0.5μm以下になると，一度肺胞に達した微粒子が呼気とともに吐き出される。

　同じ大きさの粒子でも，密度によってその挙動は異なる。見かけの粒子径（d_g）は大きくても比重（ρ）の低い粒子が吸入剤には適している。$d_a = d_g \times \sqrt{\rho}$ で求められる粒子径 d_a を空気力学的粒子径といい，微粒子の肺内挙動を決定する。比重が大きい粒子には大きな慣性力が働き，気道壁に衝突しやすい。また空気力学的粒子径が同じでも，ρ が小さく d_g の大きい粒子のほうが，付着凝集性が小さく，肺胞マクロファージに貪食されにくい。多孔性微粒子（図5-5）は比重が小さいので，吸入用微粒子として優れている。

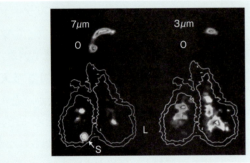

異なる大きさの粒子の肺内分布（ガンマカメラ）【図5-4】
（図5-4はThorax 1988；43：318-322から引用）

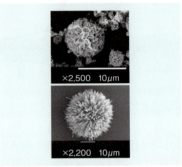

多孔性微粒子の例【図5-5】

② 吸入速度

　分散した微粒子を吸入する場合，吸入速度が速いと粒子に働く慣性力が大きくなり，気道上部に衝突沈着する（図5-6）。したがって，ゆっくり吸入するほうが肺の末梢まで微粒子を送達できる（図5-7）。肺深部に到達した微粒子は，重力，ブラウン運動，静電気力などにより，気道粘膜に沈着する。しかし，カプセルに充填された吸入粉末剤などでは，粉末を分散させるためには十分な吸入速度が必要であり，通常は吸入速度が速いほうが，肺深部への微粒子送達率が高くなる。

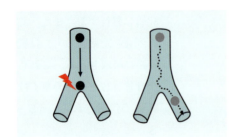

吸入速度と微粒子の挙動【図5-6】

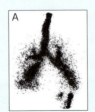 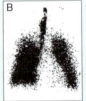

あらかじめ分散させた微粒子を速く吸入した場合（左）とゆっくり吸入した場合（右）の肺内分布（ガンマカメラ）【図5-7】

（図5-7はJ. Allergy Clin. Immunol. 1992；89：510-518から引用）

2 経肺投与技術

吸入剤は大きく吸入液剤(ネブライザーで投与),吸入エアゾール剤,吸入粉末剤に分類できる。ネブライザーによる液滴発生法にはジェット式,超音波式,メッシュ式がある。それぞれの特徴を表5-1にまとめた。

吸入器の種類と特徴【表5-1】

		原理	長所	短所
吸入液剤(ネブライザー)	ジェット式	強いジェット気流でノズル先端を陰圧にして薬液を吸い上げ微細化する。	呼吸努力や吸気タイミングの調節不要。	粒子径が大きく(5～15μm)不均一。吸入準備に時間がかかる。音が大きい。携帯が困難。動力(電源)が必要。
	超音波式	超音波振動により液滴を微細化する。	静か。粒子径が均一(1～5μm)。	発熱による薬物溶液の組成変化の可能性。動力(電源)が必要。
	メッシュ式	メッシュ構造を有する開口板の振動で液滴を微細化する。	発熱がない。傾けても液がこぼれない。粒子径が均一(1～5μm)。小型化可能。	高価。メッシュが破損しやすい。動力(電源)が必要。
吸入エアゾール剤		耐圧容器の定量ノズルから薬物溶液を高圧ガスとともに噴霧・微細化する。	小型。多用量(数百回噴霧可能)。粒子径が均一(2.4～5.5μm)。微生物汚染の心配がない。	噴霧と吸入の同調に熟練が必要。口腔・咽頭への薬物沈着率が高い。噴射剤に環境問題がある。
吸入粉末剤		吸入器内の微粒子粉末を吸気により分散吸入する。	小型。吸気と吸入が同調する。噴射剤や動力が不要。	吸気速度により肺到達率が変化する。能動的吸入ができない患者には不可。口腔・咽頭への薬物沈着率が高い。

1 吸入液剤(ネブライザー)

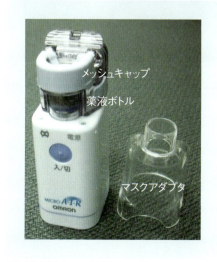

NE-U22(オムロン)【図5-8】

　薬物溶液(例:メプチン吸入液(プロカテロール塩酸塩水和物))もしくは懸濁液(例:パルミコート吸入液(ブデソニド))をネブライザーの所定の位置に一定量取り,動力を用いて微細化する。多くの薬剤に適用でき,小児や老人も容易に使用できる。ネブライザーは多種あるが,最近では携帯可能な小型のメッシュ式ネブライザーが使われている(図5-8)。薬液ボトル内にシリンジ等で薬液を取り,メッシュキャップを取り付け,スイッチを押すと噴霧が始まる。メッシュ式は傾けても液がこぼれない。ネブライザーは使用後洗浄が必要である。

2 吸入エアゾール剤

小型で携帯性に優れ，微細な粒子を発生でき，これまで多用されてきたが，噴射剤による環境汚染が問題となっている。オゾン層を破壊するフロンガスは2005年以降使用できなくなり，現在は代替フロンガスが用いられているが（図5-9），これにも炭酸ガスの約1,400倍の温室効果があり，問題と

プロペラント（噴射剤）【図5-9】

なっている。ノズルには定量室があり，ノズルを押すごとに決まった量が噴霧できる（図5-10）。吸入しやすいようなマウスピースが用いられることがある（図5-11a, b）。小児など，噴霧と吸入のタイミングを合わせることが難しい場合は，スペーサ内に噴霧した微粒子をゆっくり吸入する（図5-11c）。1缶で通常100回程度噴霧できるが，これまでの製剤では噴霧回数がわからなくなる欠点があった。最近の製剤にはカウンターが付いたものがある。

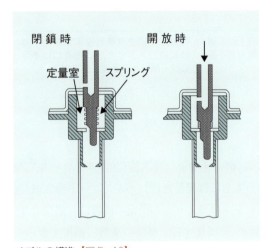

ノズルの構造【図5-10】

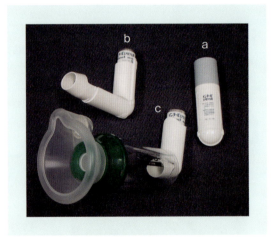

インタール【図5-11a, b, c】

3 吸入粉末剤

粉末吸入器は小型軽量で動力を必要とせず，患者の呼吸のタイミングで微粒子が分散することから吸入の失敗が少ない。薬剤を充填したカプセルを入れ替えるシングルユニット式，複数回の薬剤が封入されたシートが内封されているか，あるいはシートを入れ替えるマルチユニット式，吸入器内に複数回分の薬剤が充填されている計量式がある。

図5-12aのシングルユニット式吸入器は吸入ごとにカプセルを入れ替え，レバーを操作することでカプセルに孔をあけ，マウスピースから吸入する。

粉末を分散させるには強く吸入する必要があるが，その分，咽頭などへの薬剤の付着が増える。図5-12bのインスリン微粒子製剤（Exubera：現在は市販されていない）の吸入器では，インスリ

ンブリスタを装着後にハンドルを操作することで圧縮したピストン内の空気をハンドル裏のボタンを押すことで開放し，粉末をチャンバー内に分散させてから吸入する方式を採用した．

図5-12cのマルチユニット式吸入器は60回分の粉末がテープ上に小分けされたシートが吸入器内に内封されており，レバーを回転させてマウスピースを露出すると，内部で新しい粉末が吸入可能な状態になる．カウンターが付いている．

図5-12dのマルチユニット式吸入器は，ディスクをトレーに乗せ本体に装着する．ふたを90度持ち上げることでブリスターに孔が開き，吸入可能となる．

図5-12eの計量式吸入器は，キャップを外し，底部の茶色い回転グリップを右に回し，さらに左に回すことで，容器内で1回分の粉末が計量される．1本で56回吸入可能であるが，残り約20回になると，小窓に赤い印が現れる．

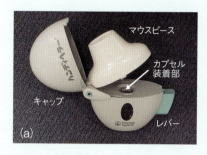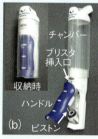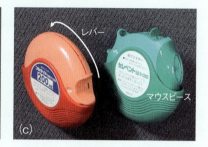

スピリーバ【図5-12a】，エクスベラ【b】，フルタイドディスカス(左)とセレベントディスカス(右)【c】

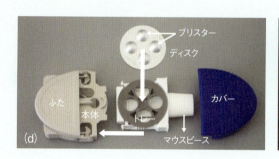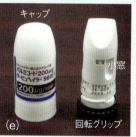

リレンザ【d】，パルミコートタービュヘイラー【e】

直径数μmの微粒子は付着凝集性が強く，そのままでは分散しにくい．この問題点を解決するために，多くの吸入粉末剤では微細な主薬粒子を直径数十μmの乳糖に付着させている(図5-13)．吸入時に気流により主薬が乳糖から脱着して肺深部に到達する．また，パルミコートタービュヘイラーは，主薬粒子のみからなる造粒物が，吸入時に解砕される．

乳糖のようなキャリアを用いた製剤では，キャリアや主薬の形状が吸入効率に大きく影響する．図5-14aに示すように，乳糖表面が滑らかな場合に比べて，細かい凹凸があることで主薬と乳糖の接触面積が小さくなり(図5-14b)，吸入時に主薬が容易に脱着する．しかし，大きなくぼみがあると，主薬微粒子が捕捉され，脱着しにくくなる(図5-14c)．主薬と同程度の大きさの微細な

乳糖を適量添加することで吸入効率が高くなるが，この理由としては，滑らかな乳糖表面と主薬の間に入ること（**図5-14d**）や，乳糖表面の大きなくぼみを微細乳糖が埋めること（**図5-14f**）で，乳糖と主薬の接触面積を減らすことが考えられている。また，主薬微粒子と微細乳糖が適度に造粒されることで分散性が良くなることも理由としてあげられる。

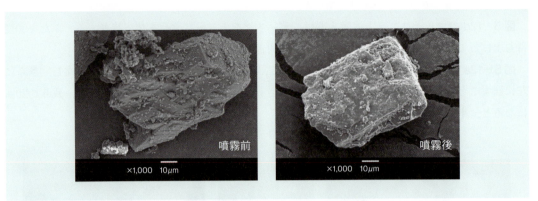

スピリーバ吸入用カプセルの内容物の電子顕微鏡写真【図5-13】

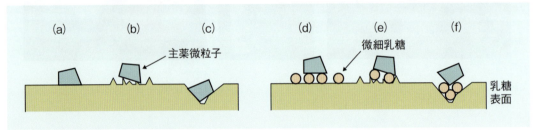

キャリア乳糖と主薬微粒子の付着形態【図5-14a, b, c, d, e, f】

Section 6

高分子医薬品と高分子特性を利用したDDS

西川元也

1　高分子医薬
2　ターゲット認識素子の利用によるターゲティングと体内動態制御

Section 6 高分子医薬品と高分子特性を利用したDDS

高分子特性を利用することで，タンパク質や核酸などの高分子医薬，または抗がん剤などの高分子化医薬の特定部位への送達が可能である。

1 高分子医薬

　タンパク質や核酸，多糖に代表される高分子は，低分子物質とは異なる高分子に特徴的な体内動態特性を有する。中でも重要な性質として，血管壁の透過性が制限されるために，不均一な体内分布を示すことがあげられる（図6-1）。この特性を利用することで，生体内で特定の部位に選択的に送達できる可能性がある。多くの高分子が医薬品として実用化されており，サイズと電荷に代表される物性に依存した体内動態を示す。サイトカインなどの比較的分子量の小さいタンパク質の場合には，腎糸球体ろ過を受けることで速やかに消失することから，血中滞留性の増大を目的に他の高分子で修飾された誘導体が開発されている。アンチセンスオリゴやアプタマー，デコイDNA等の核酸医薬品も分子量は数万程度であり，高分子としての体内動態を示す。核酸はリン酸基に由来する負電荷が連続するポリアニオンであることから，ポリアニオンに対する取り込み活性の高い肝臓に速やかに取り込まれる傾向にある。

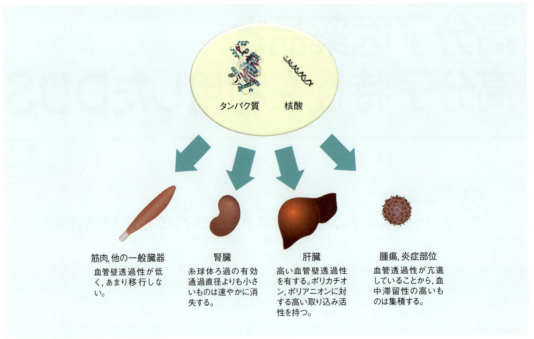

高分子・高分子医薬の体内動態特性【図6-1】

1 抗体医薬

販売・開発中の抗体医薬を**表6-1**に示す。

販売・開発中の抗体医薬【表6-1】

疾患の分類	主な適用疾患	標的分子	構造	一般名	商品名
自己免疫疾患	関節リウマチ	TNF-α	IgG1κ	インフリキシマブ	レミケード
			IgG1κ	アダリムマブ	ヒュミラ
			IgG1κ	ゴリムマブ	シンポニー
		IL-6レセプター	IgG1κ	トシリズマブ	アクテムラ
	多発性硬化症	α4インテグリン	IgG4κ	ナタリズマブ	タイサブリ
	全身性エリテマトーデス	BLyS	IgG1λ	ベリムマブ	Benlysta
	乾癬	IL-12およびIL-23のp40サブユニット	IgG1κ	ウステキヌマブ	ステラーラ
		IL-17A	IgG1κ	セクキヌマブ	コセンティクス
がんおよびがん関連疾患	血液がん	CD20	IgG1κ	リツキシマブ	リツキサン
			IgG1κ	オファツムマブ	アーゼラ
		CD52	IgG1κ	アレムツズマブ	マブキャンパス
		CCR4	IgG1κ	モガムリズマブ	ポテリジオ
	乳がん	HER2	IgG1κ	トラスツズマブ	ハーセプチン
			IgG1κ	ペルツズマブ	パージェタ
	大腸がん	VEGF	IgG1κ	ベバシズマブ	アバスチン
		EGFレセプター	IgG1κ	セツキシマブ	アービタックス
			IgG2κ	パニツムマブ	ベクティビックス
	胃がん	VEGFR-2	IgG1κ	ラムシルマブ	サイラムザ
	悪性黒色腫	CTLA-4	IgG1κ	イピリムマブ	ヤーボイ
		PD-1	IgG4	ニボルマブ	オプジーボ
その他	血小板凝集抑制	GPIIb/IIIa	IgG1 Fab	アブシキシマブ	ReoPro
	RSウイルス感染症	RSV Fタンパク質	IgG1κ	パリビズマブ	シナジス
	加齢黄斑変性症	VEGF	IgG1κ Fab	ラニビズマブ	ルセンティス
	喘息	IgE	IgG1κ	オマリズマブ	ゾレア
		IL-5	IgG1κ	メポリズマブ	ヌーカラ
	骨粗鬆症	RANKL	IgG2	デノスマブ	プラリア
	腎移植後の急性拒絶反応	CD25	IgG1κ	バシリキシマブ	シムレクト
	発作性夜間ヘモグロビン尿症	C5	IgG2/4κ	エクリズマブ	ソリリス
	クリオピリン関連周期性症候群	IL-1β	IgG1κ	カナキヌマブ	イラリス
	高コレステロール血症	PCSK9	IgG2	エボロクマブ	レパーサ

抗原を特異的に認識するモノクローナル抗体が作製可能になり，ヒト化抗体，ヒト抗体が開発されるに至って，現在では非常に多くの抗体医薬が臨床で用いられている。抗体医薬の種類には，マウス抗体に加えて，マウス抗体の定常領域をヒト型に替えたキメラ抗体，超可変領域だけがマウス由来のヒト化抗体，さらには遺伝子組換えマウスを用いて作製される完全ヒト抗体がある（**図6-2**）。抗原-抗体反応は特異的であることに加え，非常に親和性が高いことから，抗原発現細胞へのターゲティングが可能である。分子量約15万の全長のIgG抗体に加えて，定常領域（Fc）を除いたF(ab)'2，Fab，可変領域のみを短いリンカーで連結した一本鎖抗体（single chain antibody: scFv）などの，構造的特徴の異なる抗体分子も抗体工学技術により開発されている（**図6-3**）。こうした構造改変により分子量が大きく変わることから，体内動態は大きく変動する。また，2種類の抗原結合部位を持つ二重特異性抗体（bispecific抗体）も開発されており，多様な機能性を持つ抗体医薬として開発が進められている（図6-3）。

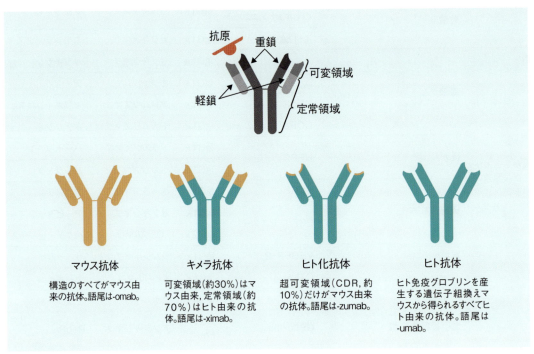

抗体の種類と特徴【図6-2】

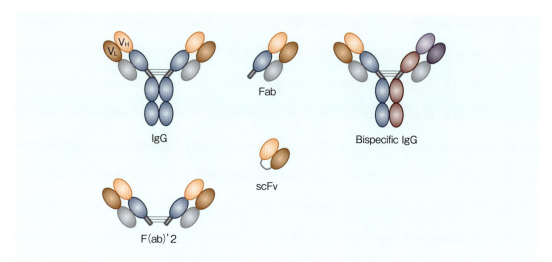

抗体工学技術により開発される構造的特徴の異なる抗体分子。V_H+V_L：可変領域【図6-3】

2 抗体医薬の作用機序

抗体医薬の作用機序には以下のものがあげられる。

① 抗体依存性細胞傷害作用(antibody-dependent cellular cytotoxicity: ADCC)

標的細胞表面の抗原に結合した抗体のFc領域を介してナチュラルキラー(NK)細胞や単球が集積し、細胞から産生される細胞傷害性のメディエータを介してがん細胞やウイルス感染細胞を攻撃する(図6-4, 5)。

② 補体依存性細胞傷害作用(complement-dependent cytotoxicity: CDC)

標的細胞表面の抗原に抗体が結合すると、抗体のFc領域に補体が結合し、連鎖的な補体の活性化反応が細胞表面で起こることで細胞を破壊する(図6-4, 5)。

③ 標的分子の中和

抗体がリガンドあるいはレセプターに特異的に結合すると細胞内へのシグナル伝達が遮断される。これにより、標的分子の作用が中和する(阻害される)ことで効果を発揮する(図6-4)。

④ アゴニスト作用

細胞表面のレセプターに結合し、アゴニストと同様、シグナル伝達を活性化する。

後述の抗体薬物複合体(anitibody-drug conjugate: ADC)では、抗原と特異的に結合する抗体の機能が薬物の細胞選択的な送達に利用される。

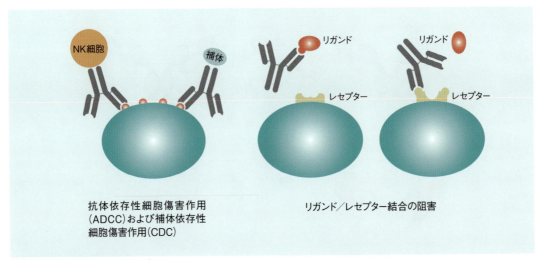

抗体医薬の作用機序【図6-4】

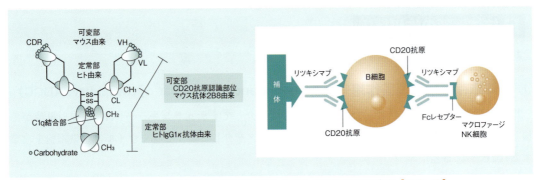

リツキシマブ(抗CD20モノクローナル抗体)の構造模式図とBリンパ球傷害作用機序【図6-5】

3 機能改変型タンパク質医薬品

　タンパク質を医薬品として投与することによる疾患治療においては，精製・製造・保存中の安定性の問題に加えて，生体に投与後の薬効発現に好ましくない体内動態特性が問題となることが多い。これを遺伝子組換えや化学修飾の手法により解決することで，タンパク質医薬品の疾患治療への応用が進められている。ヒト顆粒球コロニー形成刺激因子(hG-CSF)のN末端側の5個のアミノ酸を置換することで，生物活性および血漿中安定性に優れる誘導体ナルトグラスチム(商品名ノイアップ)が開発されている。また遺伝子組換えによりエリスロポエチン(rHuEPO)が本来持つ3本のN結合型糖鎖を5本に増やしたダルベポエチン アルファ(商品名ネスプ)は，EPOレセプターへの親和性は低下するものの，rHuEPOと比較して長い体内半減期および高い生物学的活性を示す。図6-6には，構造改変によるタンパク質の機能化の模式図を示す。

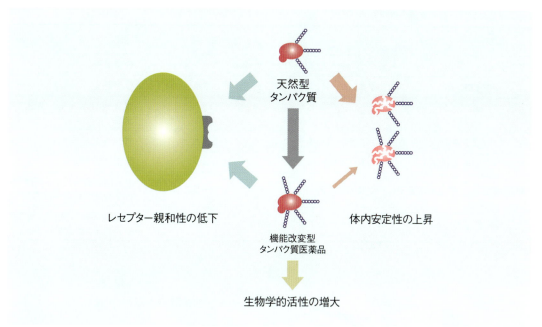

構造改変によるタンパク質の機能化の模式図【図6-6】

4 高分子結合による血管内局在化

　タンパク質などの高分子医薬品を，生物学的に不活性な別の高分子で修飾することで，糸球体ろ過の抑制，肝臓取り込み，酵素分解，抗体による認識などの回避が可能である．これにより生物学的半減期の延長が可能である（図6-7）．種々の高分子が利用可能であるが，ポリエチレングリコール（PEG）が最も汎用され，効果も高い．インターフェロン（IFN）α（商品名ペガシス，ペグイントロン），アデノシンデアミナーゼ（商品名アダジェン），アスパラギナーゼ（商品名 Oncaspar），顆粒球コロニー形成刺激因子（商品名ジーラスタ）などでは，PEG修飾体が医薬品として開発されている．抗TNF-αヒト化モノクローナル抗体のFab'部分にPEG修飾を施したセルトリズマブ ペゴル（商品名シムジア）は，関節リウマチ患者に対して2週に1回あるいは月1回の皮下投与製剤として開発されている（図6-8）．

　これまでに開発されたPEG修飾タンパク質医薬品の例を表6-2にまとめる．

PEG修飾タンパク質医薬品の例【表6-2】

タンパク質	一般名	商品名	適応
インターフェロンα	ペグインターフェロン アルファ-2a	ペガシス	C型肝炎
インターフェロンα	ペグインターフェロン アルファ-2b	ペグイントロン	C型肝炎
成長ホルモン	ペグビソマント	ソマトロピン BS	成人成長ホルモン分泌不全症
エリスロポエチン	エポエチン ベータ ペゴル	ミルセラ	腎性貧血
ヒト化抗TNF-α抗体	セントリズマブ ペゴル	シムジア	関節リウマチ
顆粒球コロニー形成刺激因子	ペグフィルグラスチム	ジーラスタ	がん化学療法による発熱性好中球減少症の発症抑制
血液凝固第VIII因子アナログ	ルリオクトコグ アルファ ペゴル	アディノベイト	血液凝固第VIII因子欠乏患者における出血傾向の抑制

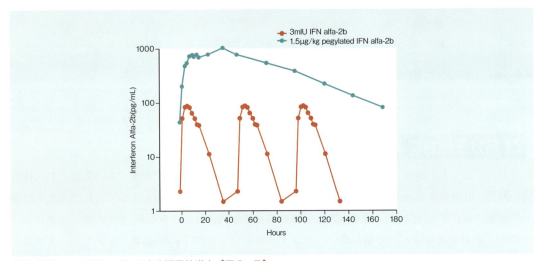

PEG修飾によるIFN α-2bの血中滞留性増大【図6-7】
(Clinical Therapeutics 24 (9) 2002, Bruce A. Luxon et al., Pegylated Interferons for the Treatment of Chronic Hepatitis C Infection から引用。Excerpta Medica, Inc. の許可を受け掲載。)

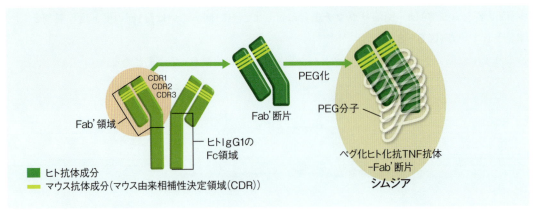

セントリズマブ ペゴル(商品名シムジア)の構造【図6-8】

5 高分子化医薬

　抗がん剤などの低分子薬物を高分子に結合することで，その体内動態が制御可能である．こうした結合体を高分子化医薬と呼び，中でも，薬物が高分子から遊離して初めて効果を発揮する場合には高分子化プロドラッグとも呼ばれる．**図6-9**にあげた項目について設計され，①治療効果，②デリバリー効率（体内動態），③免疫原性・毒性，④製剤としての適用性の観点から最適化が試みられる．抗がん剤 paclitaxel のポリグルタミン酸結合体（Xyotax）や抗がん剤 pirarubicin の N-(2-ヒドロキシプロピル)メタクリルアミドコポリマー結合体などの開発が進められている（**図6-10**）．

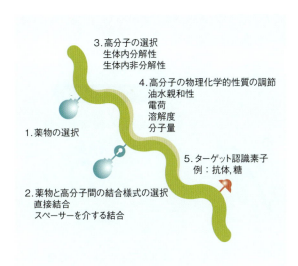

高分子化医薬の化学構造の模式図【図6-9】

Paclitaxel―ポリグルタミン酸結合体(A)，TNP470―HPMA コポリマー結合体の化学構造(B)【図6-10】

6 バイオシミラー

　遺伝子組換えや細胞融合，細胞培養などのバイオテクノロジーを応用して製造された抗体医薬をはじめとするタンパク質医薬品を総称してバイオ医薬品と呼ぶ。バイオ医薬品は，低分子有機化合物と比較して分子量が非常に大きく，構造が複雑なことから，特許期間が満了した後に別の製薬企業が開発した場合には，アミノ酸配列が先行医薬品と同一であっても，分子レベルで完全に同一であることの証明は困難である。そこで，特許期間，再審査期間が満了した医薬品と同等／同質の品質，有効性，安全性が確認され，先行バイオ医薬品と「類似の」ものであるとして承認された医薬品をバイオシミラーと総称する。本邦では，インスリン，成長ホルモン，顆粒球コロニー形成刺激因子，エリスロポエチン，抗 TNF-α 抗体などでバイオシミラーが承認されている。図6-11に，抗 TNF-α 抗体インフリキシマブのバイオシミラーの構造的特徴を示す。

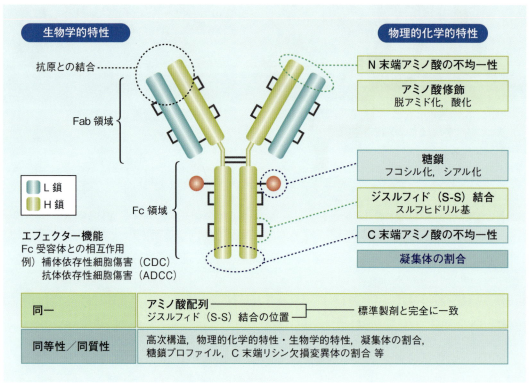

インフリキシマブのバイオシミラーの構造的特徴【図6-11】

2 ターゲット認識素子の利用によるターゲティングと体内動態制御

1 糖修飾を利用した薬物ターゲティング

　ガラクトースあるいはマンノースを有する高分子・微粒子が，それぞれ肝細胞に発現するアシアロ糖タンパク質レセプター，Kupffer細胞（肝マクロファージ）および類洞内皮細胞に発現するマンノースレセプターを介して特異的に取り込まれる現象を利用して，これら細胞への薬物ターゲティングが可能である（図6-12）。RNA干渉を誘導するsmall interfering RNA（siRNA）の肝細胞へのターゲティングに，ガラクトースを非還元末端にもつ3分岐型の糖鎖の利用が検討されており，皮下投与により効率的な肝細胞へのターゲティングが実現されている。

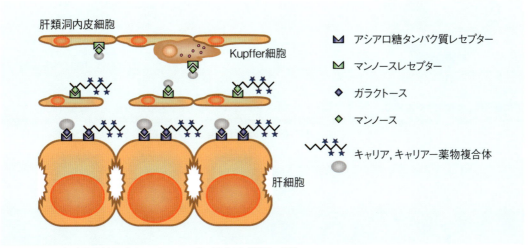

糖を利用した細胞特異的肝臓ターゲティングの概念図【図6-12】

2 抗体薬物複合体（antibody-drug conjugate：ADC）

　抗体は高い抗原特異性を有することから，これに他の化合物を結合することで，抗原を発現する細胞への特異的ターゲティングが可能である。B細胞ホジキンリンパ腫治療薬として抗CD20マウスモノクローナル抗体に放射性同位体^{90}Yを結合したイットリウム（^{90}Y）イブリツモマブ チウキセタン（商品名ゼヴァリン），^{131}Iを結合したヨード（^{131}I）トシツモマブ（商品名Bexxar）が開発されている。これは抗体を利用してがん細胞近傍に放射性同位体をターゲティングし，β線やγ線でがん細胞を攻撃する（図6-13）。

　抗体開発技術の進歩に伴い，抗体を利用して薬物を標的細胞に選択的に送達する抗体薬物複合体（antibody-drug conjugate: ADC）が大きな注目を集めている。特に，殺細胞性の強い薬物を利用したADCでは，血中では安定なリンカーを介して抗体を結合した薬物が，標的細胞で遊離し，殺細胞効果を発揮するように設計されている。国内で初めて承認されたADCであるトラスツズマブ エムタンシン（商品名カドサイラ）は抗HER2ヒト化モノクローナル抗体であるが，乳がん治療薬の

トラスツズマブに，チューブリン重合阻害剤DM1を結合したADCである（図6-14）。ブレンツキシマブ ベドチン（商品名アドセトリス）は，抗CD30キメラモノクローナル抗体であるブレンツキシマブに，微小管阻害作用を持つモノメチルアウリスタチンE（MMAE）を結合したADCである（図6-15）。この複合体は血中では安定であり，CD30抗原が発現した腫瘍細胞に取り込まれた後，タンパク質分解酵素によりリンカーが切断されてMMAEを放出するように設計されている。他にも数多くのADCが現在開発中である。

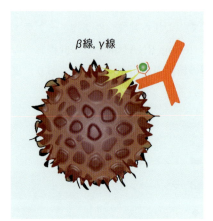

抗体を利用した放射性同位体のターゲティングによるがん治療【図6-13】

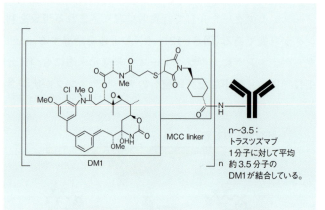

トラスツズマブ エムタンシン（商品名カドサイラ）の構造。MCC，マレイミドメチルシクロヘキサンカルボキシラート。DM1，N2'-デアセチル-N2'-(3-メルカプト-1-オキソプロピル)-メイタンシン【図6-14】

ブレンツキシマブ ベドチン（商品名アドセトリス）の構造。MMAE，モノメチルアウリスタチンE。cAC10，モノクローナル抗体【図6-15】

3 融合タンパク質医薬品

遺伝子組換えの技術を利用して，タンパク質を構成するドメインやモチーフ，ペプチドなどのうち，独立して機能する部位を選択し，適当なものを適宜融合することで，理論的には膨大な種類の新規融合タンパク質が設計できる（図6-16）。ヒト腫瘍壊死因子Ⅱ型レセプターの細胞外ドメインのサブユニット二量体とヒト免疫グロブリンGのFc領域との融合タンパク質であるエタネルセプト（商品名エンブレル）が，関節炎に対する治療薬として開発されている（図6-17）。この他にも，CTLA4とヒト免疫グロブリンGのFc領域との融合タンパク質アバタセプト（商品名オレンシア）などが開発されている。

これまでに開発された融合タンパク質医薬品の例を表6-3にまとめる。

融合タンパク質医薬品の例【表6-3】

タンパク質	一般名	商品名	適応
可溶性TNFR-Fc融合タンパク質	エタネルセプト	エンブレル	関節リウマチ
CTLA-Fc融合タンパク質	アバタセプト	オレンシア	関節リウマチ
Fc-TPORアゴニストペプチド融合タンパク質	ロミプロスチム	ロミプレート	慢性特発性血小板減少性紫斑病
VEGFR-Fc融合タンパク質	アフリベルセプト	アイリーア	加齢黄斑変性症
血液凝固第Ⅷ因子-Fc融合タンパク質	エフラロクトコグ アルファ	イロクテイト	血液凝固第Ⅷ因子欠乏患者における出血傾向の抑制
血液凝固第Ⅸ因子-Fc融合タンパク質	エフトレノナコグ アルファ	オルプロリスク	血液凝固第Ⅸ因子欠乏患者における出血傾向の抑制
アルカリフォスターゼ-Fc融合タンパク質	アスホターゼ アルファ	ストレンジック	低ホスファターゼ症

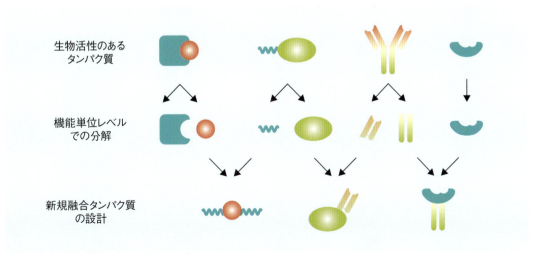

融合タンパク質設計の概念図【図6-16】

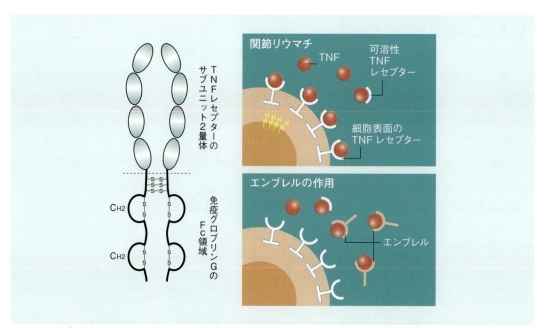

エタネルセプト(商品名エンブレル)の構造模式図(上)と関節リウマチに対する作用機序(下)【図6-17】
(下の図はビジュアルラーニング　くすりの効き方と作用 3 注射薬(著：國正淳一，発行：じほう)70ページより引用)

Section 7

微粒子キャリア製剤を利用した薬物ターゲティング

1	はじめに	丸山一雄
2	微粒子キャリアの種類	丸山一雄
3	リポソーム	丸山一雄
4	PEG－リポソーム（STEALTH LIPOSOME）	丸山一雄
5	リポソーム製剤の実例	丸山一雄
6	リポソームを用いたアクティブターゲティング	丸山一雄
7	リピッドマイクロスフェア（リポ剤）	丸山一雄
8	高分子ミセル	横山昌幸

Section 7 微粒子キャリア製剤を利用した薬物ターゲティング

ステルスリポソームや高分子ミセルなどの微粒子キャリアによる薬物ターゲティングは，細網内皮系組織（RES）の回避やがん組織の EPR 効果による集積など，キャリアの体内挙動パターンに薬物を乗せることにより達成される。

1 はじめに

薬物の薬理効果は，体内に存在する特定の標的部位に薬物分子が作用することによって発現される。したがって，薬物をいかに標的部位に選択的に分布させ作用させるかが，薬物療法の効果を決定する主要な因子となる。そこで，薬物に生体内で標的部位に指向する性質を与えることをターゲティング targeting という。薬物を病巣のある組織，細胞，レセプター，酵素，遺伝子などにターゲティングすることは，薬物の体内分布を制御し目的としない組織に分布させないようにして薬物の副作用を減らし，目的部位に選択的に到達させて有効性を高めるもので，DDS の最終目標である。薬物自身は，元来選択性を備えていないので，選択性をもたせるためには，①選択性のあるキャリア（運搬体）を使う方法と，②薬物そのものに選択性をもつ基を結合させるプロドラッグ化と大きく分けて 2 つの方法がある。

種々のターゲティング法のうち，キャリアを利用する方法は最も一般的で有用性が高い。そのままの形で投与した場合，生体内で不活性化されたり目的以外の部位へ移行するため，ターゲット（病巣）に十分到達せず副作用を生じる。このような薬物に対して，ターゲット部位に何らかの親和性を有する物質をキャリアに用い，キャリアの体内挙動パターンに薬物を乗せることによりターゲティングが達成される。ターゲット部位に到着後，薬物－キャリア複合体より薬物が放出され薬理効果が発揮される。

2 微粒子キャリアの種類 （表7-1）

脂質や高分子微粒子キャリアの機能としての必要条件は，①十分な薬物の保持能力，②目的とする部位への到達能力，③目的部位での薬物放出性，④抗原性がなく速やかな分解性，⑤生体適合性などである。担体粒子の大きさや表面状態は体内分布に大きな影響を与える。すなわち，一般に，末梢毛細血管の直径は 5～10 μm であり，微粒子を静脈に注射すると肺毛細血管の内径以上の大きなサイズの粒子は肺の血管に詰まるが，それ以下のサイズでは肺の毛細血管を通り抜けることができ，肝や脾臓へ到達する。これらの臓器は，細網内皮系組織（RES）と呼ばれ，固定マクロファージ（肝臓ではクッパー細胞という）があり，異物の取り込み作用がある。これを RES の貪食作用という。

RESでの異物の取り込みは効率がよく，迅速である．RES以外の組織や腫瘍組織にキャリアを送り込みたいとき，RES取り込みは厄介な問題となる．しかし，サイズ0.2 μm以下の粒子やシアル酸やポリエチレングリコール(PEG)で粒子表面を改質すると粒子の表面が親水性になり，RESに取り込まれにくくなり，後述の「ステルスリポソーム」や高分子ミセルが開発されている．

微粒子キャリアの種類【表7-1】

キャリアとなる物質		実例
脂質微粒子		リポソーム
		リピッドマイクロスフェア
		エマルション
高分子マトリクス微粒子	合成高分子からなる微粒子	ポリ(乳酸・グリコール酸)共重合体
		スチレン・無水マレイン酸共重合体
		ポリエチレングリコール・ポリアスパラギン酸両親媒性ブロック共重合体
	天然高分子からなる微粒子	アルブミンマイクロスフェア
		ゼラチンマイクロスフェア
		コラーゲンマイクロカプセル
		でんぷんマイクロカプセル

3 リポソーム

Banghamはレシチン(卵黄フォスファチジルコリン)の懸濁液を電子顕微鏡で観察し，ラメラ構造の二分子膜からなる小胞の形成を見出した(1964年)．後に，その小胞はリポソームと呼ばれるようになった(1967年，図7-1)．脂質分子は極性基と疎水性基からなる両親媒性物質で，水中では安定な二重膜構造(細胞と同じ形態)をとり，リポソームを形成する．リポソームは，脂溶性薬物を

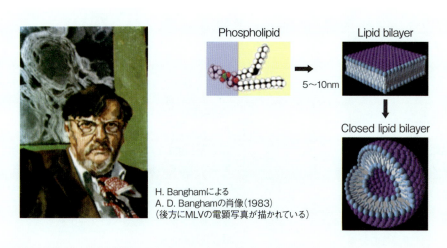

H. Banghamによる
A. D. Banghamの肖像(1983)
(後方にMLVの電顕写真が描かれている)

リポソーム【図7-1】(Bangham氏より提供)

膜内の疎水性部分に，水溶性薬物を内水相に包含できるためにDDSキャリアとして有用である。リポソームは形態上3～4種類に分類される（図7-2）。調製法や調製に用いる脂質を選択することにより粒子径・表面荷電・硬さなどを調節することができ，安定性や臓器への分布を制御できる。日本ではドキソルビシンを封入したDOXIL®，アムホテリシンBを封入したAmBisome®など3つのリポソーム製剤が上市されている。

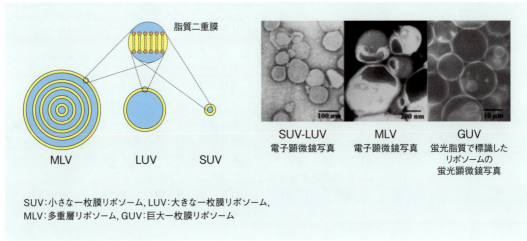

リポソームの種類と形態【図7-2】
（静岡県立大学・奥直人先生より提供）

リポソームの問題点を表7-2に，その改善を目的としたアプローチを表7-3に示す。また表7-4に世界および日本で上市された主なリポソーム製剤を一覧にして示す。

リポソームの問題点【表7-2】

問題点
①内部水相の容積が小さいため水溶性薬物の包含効率が悪い
② GMPに対応できる大量調製法
③不安定
④全身投与後，速やかに細網内皮系(RES)に貪食されるためターゲティングに不利

改善を目的としたアプローチ【表7-3】

方法	目的
①逆相リポソーム	水溶性薬物の包含効率改善
②リモートローディング法	ドキソルビシンのリポソーム製剤化
③凍結乾燥復水法	生理活性物質等の包含に有効　製剤学的安定化
④エタノールインジェクション法	有害性のある有機溶媒を用いない大量調製法
⑤ステルス化(PEG-リポソーム)	PEG修飾によるRES回避と血中滞留化 EPR効果によるがん組織集積性の向上
⑥抗体・タンパク質・糖鎖等のリガンドの付与	腫瘍細胞・肝実質細胞へのターゲティング
⑦温度・pH感受性の付与	部位特異的放出

世界および日本で上市された主なリポソーム製剤（2015年現在）【表7-4】

商品名	薬物	脂質組織 （製剤の形態）	上市時期	日本での状況	備考
AmBisome	Amphotericin B	HSPC/Chol/ DSPG/ α-Tocopherol （凍結乾燥製剤）	1990（US）	アムビゾーム 大日本住友製薬 2006	世界初の リポソーム製剤 深在性真菌治療薬
DOXIL/Caelyx	Doxorubicin	DSPC/Chol/ MPEG-DSPE （水分散製剤）	1995（US） 1996（EMA）	ドキシル ヤンセンファーマ 2007	PEG-リポソーム ステルスリポソーム カポジ肉腫
DaunoXome	Daunorubicin	HSPC/Chol （水分散製剤）	1996（US）		カポジ肉腫
DepoCyt	Cytrabine	DSPC/Chol/ DPPG/Triolein （水分散製剤）	1999（US） 2001（EMA）		MLVで2週間に 一度投与 徐放性製剤 リンパ腫性 髄膜炎治療
Myocet	Doxorubicin	eggPC/Chol （3バイアルキット）	2000（EMA）		カポジ肉腫
Visudyne	Verteporfin	eggPC/DMPC （凍結乾燥製剤）	2000（US） 2000（EMA）	ビスダイン ノバルティス ファーマ 2003	日本で初めて上市さ れたリポソーム製剤 加齢黄斑変性 治療薬
DepoDur	Morphine	DOPC/Chol/ DPPG/Triolein （水分散製剤）	2004（US）		MLVの徐放性製剤 手術時の硬膜外 注射麻酔薬
Marqibo	Vincristine	SM/Chol （3バイアルキット）	2012（US）		急性リンパ性 白血病
Onivyde	Irinotecan	DSPC/Chol/ MPEG-DSPE （水分散製剤）	2015（US）		PEG-リポソーム 膵臓がん

欧州に関しては，EMAにおける中央審査方式による承認年
（一部 菊池寛　Pharm Tech Japan 25, 112, 2009より引用）

4 PEG-リポソーム（STEALTH LIPOSOME）

　リポソームは主に生体由来の脂質を構成成分としており，他のDDSと比べて安全性が高いが，それでも人工的に作る構造物であるため，静脈内投与されると肝臓，脾臓などのRESに圧倒的な割合で取り込まれるという欠点がある。この問題点を解決したのが表面をポリエチレングリコール（PEG）で修飾したPEG-リポソーム（STEALTH LIPOSOME，血中滞留型リポソーム，図7-3）の開発で，RES取り込みを回避し長時間血中滞留が可能である（図7-4）。分子量1,000〜5,000の直鎖で自由に運動するPEG分子によって，リポソーム表面に水和層が形成され，血中ではオプソニン効果を著しく低減し，RESのマクロファージによる取り込みが抑制される。マクロファージによる，いわばレーダー機能に捕捉されないということで，「STEALTH」という名前が付いている。PEG修飾リポソームは血中滞留性が格段に増加することから，その粒子径を200nm以下にするとEPR効果により新生血管の発達した腫瘍組織や炎症組織などの病変組織に集積しやすく，パッシブターゲティングが可能である（図7-5）。

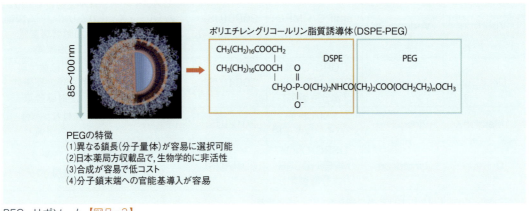

PEG-リポソーム【図7-3】

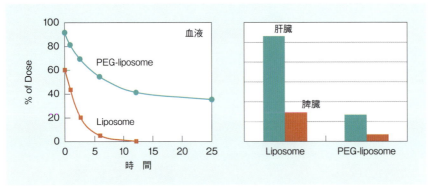

PEG-リポソームの血中滞留性と6時間後の肝臓・脾臓への分布【図7-4】

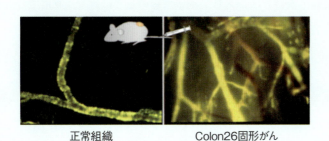

EPR効果による固形がんへの選択的集積【図7-5】

5 リポソーム製剤の実例

1 AmBisome®

　1990年に世界で初めてリポソーム医薬品として実用化された。アムホテリシンBをデオキシコール酸で懸濁させた注射剤ファンギゾンが，深在性真菌症治療薬として使用されてきたが，副作用が強いため，感染症を抑えるために必要な投与量や投与期間を確保できない問題点がある。AmBisome®（図7-6）はファンギゾンの有効性を維持したまま，真菌感染部位への薬物デリバリーによる治療効果の増大および腎毒性などの副作用を軽減する目的で開発されたDDS製剤である。

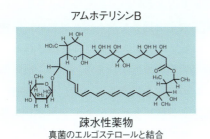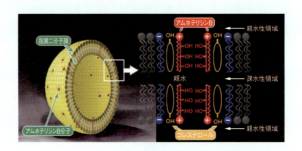

AmBisome®（大日本住友製薬株式会社ホームページより引用）【図7-6】

　AmBisome®は，アムホテリシンBとコレステロールの複合体がリポソーム膜に組み込まれた構造をしており，その平均粒子径が100 nm以下と小さいため，RESに取り込まれにくい。血中でリポソーム構造を維持したまま安定に存在し，正常組織においては血管から漏出しにくいのに対し，感染部位においては血管透過性の亢進によりリポソームが漏出し，存在する真菌に特異的に作用して，抗真菌活性を示すものと考えられる。AmBisome®は，重篤の免疫不全患者，特にAIDS患者，従来のアムホテリシンB製剤が効かない患者，従来のアムホテリシンB製剤により腎毒性を示し

た患者，腎障害のために従来のアムホテリシンB製剤が禁忌の患者に対し，有用で安全な製剤である。

2 DOXIL®

　DOXIL®（欧州名はCaelyx）は，抗がん剤ドキソルビシンを封入したPEG-リポソーム製剤である（図7-7）。DOXIL®は，水素添加大豆レシチン（HSPC）：コレステロール：MPEG-DSPE（PEGの平均分子量1,900）＝55：40：5（モル比）の組成からなり，85～100 nmのサイズをもつPEG-リポソームで，ドキソルビシンは総脂質重量1 gに対し200 mgの割合で封入されている。ドキソルビシンはリモートローディング法（硫酸アンモニウム濃度勾配法）により封入され，分散された水溶液の状態で供給される。DOXIL®の適応症は，AIDS患者に生じるカポジ肉腫で，その治療効果はドキソルビシン・ブレオマイシン・ビンクリスチンの組合せより優れている。

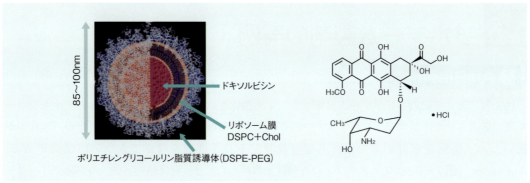

DOXIL®【図7-7】（ヤンセンファーマホームページより引用）

　ヒトに静脈内投与されたDOXIL®はマクロファージに関連する貪食細胞に捕捉されにくく，血中滞留性が高まるため，透過性が異常に亢進した腫瘍の毛細血管系を通じて徐々に腫瘍組織に集積する（EPR効果）。集積したリポソームから有効成分であるドキソルビシンが徐々に放出されることによりドキソルビシンの腫瘍組織内滞留時間が延長し，腫瘍組織内濃度が高まる。一方，血漿中の遊離型ドキソルビシンの濃度を抑えることで，骨髄抑制・脱毛・心毒性等の有害反応が軽減される。ドキソルビシン単独では，投与量依存的に骨髄抑制，心毒性，脱毛，嘔吐などの強力な副作用を伴うが，DOXIL®ではいずれも著しく軽減する。DOXIL®の投与量は20 mg/m²で，30分以上の持続注入で2～3週間の間隔で繰り返し投与する。カポジ肉腫，AIDS患者における，DOXIL®の体内動態パラメータは，2-コンパートメントモデルに従う消失曲線を描き，$t_{1/2\alpha}$は3.2～4.9時間，$t_{1/2\beta}$は45.2時間で，AUCの95%がβ相でゆっくりと消失していく。DOXIL®投与後72時間のカポジ肉腫中濃度は，ドキソルビシン単独の場合と比べて約5倍高いという結果が得られている。しかしながら，高い血中滞留性のために，

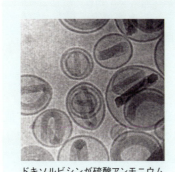

ドキソルビシンが硫酸アンモニウム塩になることによりゲル化してリポソームに封入されている様子

DOXIL®の電顕写真【図7-8】

DOXIL®では hand-foot syndrome という予期せぬ副作用が報告されている。この場合，3週間以上の投与間隔をあけることで副作用の発現が抑えられることが示されている。

リモートローディング法

硫酸アンモニウム濃度勾配(リポソーム内部120 mM，外部120 μM)法または pH 勾配(クエン酸緩衝液，リポソーム内部 pH4.0 外部 pH7.0)法が開発されている。ドキソルビシンは両親媒性の特性のため，リポソーム膜を透過しやすい(生体内では，投与直後に血中濃度が著しく低下し，分布容積が大きい)。リポソーム内部に侵入したドキソルビシンが硫酸アンモニウム塩またはクエン酸塩になるとゲル化し，外に透過しにくくなるため内部に留まり封入される。電顕写真ではコーヒー豆のように見える(図7-8)。

3 ONIVYDE®

ONIVYDE®は，イリノテカンを封入した PEG-リポソーム製剤で2015年にアメリカで認可された。ゲムシタビンによる化学療法の治療歴がある進行(転移)膵臓がん患者の治療を目的として，フルオロウラシルとロイコボリンとの併用下で使用され，単剤での使用は承認されていない。

イリノテカンは主に肝臓のカルボキシエステラーゼによって活性代謝物 SN-38に変換され，そのトポイソメラーゼⅠ阻害効果により DNA 合成を抑制する抗がん剤である。また，投与されたイリノテカンの1割程度しか SN-38に変換されないことや，SN-38が時間依存的に抗腫瘍効果を発揮することから，点滴静注で時間をかけて投与される。このような性質を有するイリノテカンの DDS 製剤として，血中滞留型リポソームが注目され，ONIVYDE®が開発された。ONIVYDE®は，DSPC/Cholesterol/MPEG2000-DSPE(6.81：2.22：0.12 mg/mL)で構成され，平均粒子径が110 nm である。MPEG2000-DSPE の組成比は0.3 mol%と低く，リポソームの血中滞留性よりむしろ分散安定性に寄与していると考えられる。イリノテカン(遊離型として4.3 mg/mL)は，八硫酸スクロースと複合体を形成してゲル状態で封入されている。ONIVYDE®の抗腫瘍効果は，血中滞留中にイリノテカンが徐々に放出され，活性代謝物である SN-38が長時間にわたって生成するため治療効果が高まると考えられる。実際に，ONIVYDE®の臨床データでは，内封されたイリノテカンは，血中で安定にリポソーム内に保持されて滞留し，イリノテカンと SN-38の血漿消失半減期の延長が見られ，70 mg/m^{2}の投与でそれぞれ25.8時間と67.8時間である。

https://www.onivyde.com/_assets/pdf/ONIVYDE_USPI.pdf

6 リポソームを用いたアクティブターゲティング

1 がん組織へのターゲティングに用いられる抗原およびレセプター

　腫瘍組織へのパッシブターゲティングのみでは抗がん剤の副作用を克服することは困難であると考えられる．したがって目的組織へ集積後，積極的にがん細胞内へ取り込まれるアクティブターゲティング能を付与したリポソーム製剤の開発が注目を集めている．がん細胞に対するアクティブターゲティング型リポソームを開発するためには，がん細胞表面の抗原分子やレセプターを特異的に認識する抗体やリガンドなどのターゲティング分子をリポソーム表面に修飾する必要がある（表7-5）．

腫瘍細胞に発現する抗原【表7-5】

腫瘍関連抗原	腫瘍
特異的発現タイプ	
MUC1	乳房　肺　卵巣　前立腺
MUC2　MUC3	小腸
TAG-72	大腸　乳房　卵巣
GM3	メラノーマ
Lewis X（Le X）	消化器
過剰発現タイプ	
トランスフェリンレセプター	大腸　メラノーマ　消化器
葉酸レセプター	大腸　肺　前立腺　卵巣
CD10	白血病　リンフォーマ　ミエローマ　メラノーマ
CD19	Ph(+)ALL　B細胞リンフォーマ　ミエローマ
CD20	悪性B細胞
CEA	大腸
シグマレセプター	メラノーマ　肺　前立腺
EGFR	脳腫瘍　乳がん

Ph(+)ALL：Philadelphia chromosome-positive acute lymphoblastic leukemia
CEA：Carcinoembryonic antigen
EGFR：Epidermal growth factor receptor

2 トランスフェリン修飾 PEG-リポソームによる腫瘍組織へのターゲティングと腫瘍細胞内デリバリー

多くの腫瘍細胞にはトランスフェリン受容体があり，がん細胞内への選択的な薬物送達を実現するためのターゲット分子として注目されている。トランスフェリン（TF）を修飾したリポソーム（TF-PEG-リポソーム）はパッシブターゲティングによってがん組織に集積した後，トランスフェリン受容体を介してエンドサイトーシスでがん細胞内に取り込まれる（図7-9）。

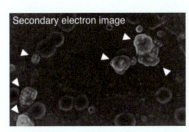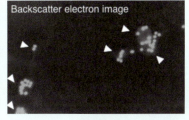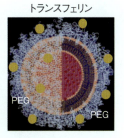

リポソーム表面のTFを
金コロイド粒子修飾抗TF抗体で確認

トランスフェリン修飾PEG-リポソームの走査電顕写真

（K. Sasaki, K. Maruyama, et. al., Cryobiology, 42, 145-150, 2001より引用）

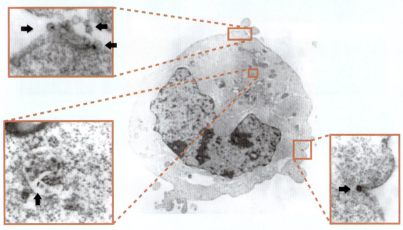

トランスフェリン-PEG-リポソーム（金コロイド粒子内封）が細胞表面にあるレセプターに結合（左上），
エンドサイトーシス（右下）される，エンドソーム内の金コロイド粒子の痕跡（左下）

K. Maruyama, et. al., Int. J. Cancer, 99, 130-137, 2002

トランスフェリンPEG-リポソームのレセプターを介したK562細胞内への取り込み【図7-9】

担がんマウスにおけるトランスフェリン-PEG-リポソームの体内動態を図7-10に，担がんマウスにおけるトランスフェリン-PEG-リポソームの腫瘍内集積特性を図7-11に示す。

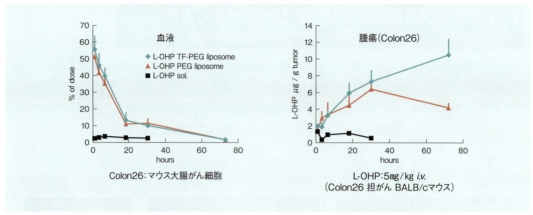

Colon26担がんマウスにおけるL-OHPリポソームの体内分布【図7-10】

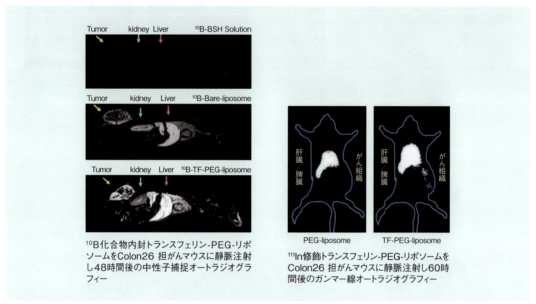

担がんマウスにおけるトランスフェリン-PEG-リポソームの腫瘍内集積特性【図7-11】

　オキサリプラチン（L-OHP）は副作用の低い優れたプラチナ製剤であるが，FOLFOX 4法と呼ばれる多剤併用療法において有効性が認められており，単剤投与による有効性は確立されていない。これは，L-OHPのがん細胞へのデリバリー効率が低いことに起因していると考えられる。そこで，TF-PEG-リポソームにL-OHPを封入した製剤を開発した結果，担がんマウスでPEG-リポソームと同様の血中滞留特性を示し，L-OHP単独投与群と比較して高い腫瘍内L-OHP送達を示した。これは，EPR効果に起因するパッシブターティングにより腫瘍にL-OHPが集積したためと考えられる。さらに投与72時間後に，L-OHP封入PEG-リポソーム投与群では腫瘍内L-OHP量が低下するのに対し，L-OHP封入TF-PEG-リポソームでは腫瘍内L-OHP量が維持され，これはL-OHP封入TF-PEG-リポソームがパッシブターゲティングにより腫瘍に集積後，がん細胞表面のトランスフェリン受容体に認識され，細胞内にアクティブターゲティングされたためであると考えられる。L-OHP封入TF修飾PEG-リポソームはL-OHP封入PEG-リポソーム投与群より高い

抗腫瘍効果を示す。

以上のようにTF-PEG-リポソームはパッシブターゲティング能とアクティブターゲティング能を併せもった次世代型薬物デリバリーキャリアとして期待される。

3 糖修飾リポソーム

肝実質細胞にはアシアロ糖タンパク質受容体が存在し，ガラクトースを認識するので，ガラクトース修飾リポソームによる肝実質細胞へのターゲティングが可能である。ガラクトース修飾リポソームが肝実質細胞に到達するためには，マクロファージによる貪食を回避し，肝類洞内皮細胞の間隙を通過する必要があり，そのためには100 nm程度にサイズを調整する必要がある。到達したリポソームはアシアロ糖タンパク質受容体に特異的に結合し，受容体介在性エンドサイトーシスによって細胞内に取り込まれる（図7-12）。

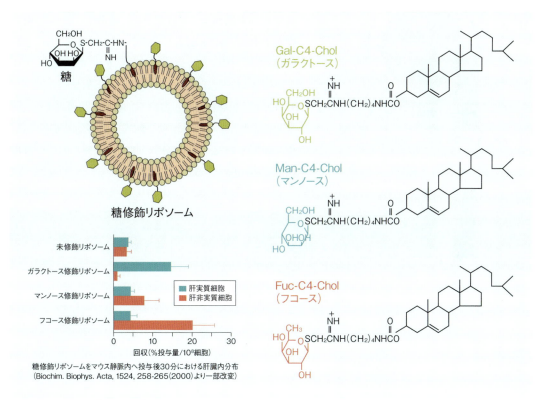

糖修飾リポソーム 【図7-12】

肝クッパー細胞をはじめとしたマクロファージや肝類洞内皮細胞にはマンノース受容体が存在しており，マンノースやフコースで修飾したリポソームは特に肝クッパー細胞に取り込まれる。マンノース修飾リポソームの治療応用では，免疫調節物質を封入してがん治療に応用する試みや抗真菌剤を封入して感染症治療に応用する試みが検討され，その有用性が示されている。また，同じくマンノース受容体が存在する樹状細胞を標的とすることで，抗原の取り込みを促進できることが明らかとなっている。

7 リピッドマイクロスフェア（リポ剤）

　高カロリー輸液に用いられる脂肪乳剤は，精製大豆油を高度精製卵黄レシチンで乳化した脂肪微粒子（リピッドマイクロスフェア，Lipid Microsphere(LM)）から成り立っている。脂肪乳剤は臨床においてイントラリポス®，イントラファット®等の名で繁用され，その安全性や安定性は十分に確立された製剤である。脂溶性の薬物をこの脂肪微粒子に溶解させ，これをキャリアとして薬物の安定化や病巣へのターゲティングを狙ったものをリポ剤と呼ぶ（図7-13）。

　表7-6にリポ剤の例を示す。

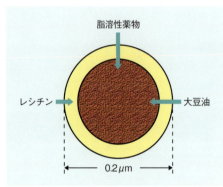

リピッドマイクロスフェアの模式図【図7-13】

　PGE_1（プロスタグランジンE_1）は肺に局在する15-OH-dehydrogenaseによって代謝され，1回の肺循環でその大部分が失活する。したがって，動脈投与，持続点滴，大量投与を余儀なくされてきた。直径約0.2μmの脂肪微粒子中にPGE_1を封入した表7-6中のリポPGE_1製剤「パルクス／リプル」は肺での失活を軽減し，脂肪微粒子が傷害血管壁に集積する特性から，病巣へのターゲティング効果を併せもっている。本剤の使用により，従来製剤より1/4～1/6の用量で同等以上の効果が得られ，投与時間の短縮，注入局所の刺激性軽減など高い有用性が認められている。

臨床利用されているリポ化製剤【表7-6】

リポ剤	薬物	適応
リメタゾン	デキサメサゾンパルミテート	慢性関節リウマチ
ロピオン／リップフェン	フルルビプロフェンアキセチル	がん性疼痛
パルクス／リプル	アルプロスタジル（PGE_1）	慢性動脈閉塞症
ディプリバン	プロポフォール	麻酔薬

8 高分子ミセル

　高分子ミセルは図7-14に示すような高分子の集合体である。代表的な構成は親水性の鎖（A鎖）と，疎水性の鎖（B鎖）からなるブロックコポリマーが，B鎖の部分を内核として数十～数百個の高分子が会合して形成する構造で，内核に疎水性の薬物を内包する。B鎖としては疎水性鎖以外にも，鎖間に相互作用を生じる種類の高分子を用いることも可能である。例えば，イオン相互作用を生じる荷電性高分子鎖である。水溶性のA鎖としては，ポリエチレングリコール（PEG）が用いられることが多い。ここでは，疎水性の低分子薬物を内包する，球状ミセルのみに絞って説明を進めていく。

　また，高分子ミセルの薬物キャリアとしての研究は1980年代中頃に始まったもので，リポソームなどの他の薬物キャリアと比べると新しい部類に入る。

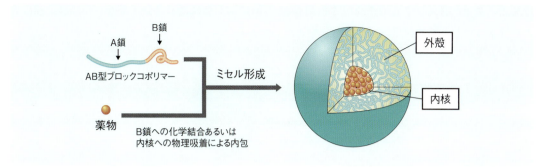

典型的な高分子ミセルシステムの構造【図7-14】

　微粒子キャリアとしての高分子ミセルの特徴を明らかにするため，表7-7に示したリポソームキャリアとの比較に焦点を当てて説明する。高分子ミセルでは疎水性内核に大量の疎水性薬物を内包できる一方，リポソームでは，その内水相に親水性の低分子薬物を内包することが行われているが，高分子ミセルで同じことを行うことは難しい。ただし，核酸のような高密度に荷電した高分子の場合は，イオン相互作用によって，図7-16とは異なる形での親水性ミセル内核への内包が可能である。また，高分子ミセルはリポソームに比べて，粒径が10～100 nmの範囲で得られたり，薬物放出が相当に広い速度範囲で制御できる利点がある一方，薬物封入や高分子合成で比較的高度の技術が必要である点が欠点である。このように，高分子ミセルとリポソームの両キャリアには，相補する特徴を有する点も多く，薬物の種類・適用部位・目的とするDDSの効果等によってより適切なキャリアの選択が重要である。

リポソームと比べた高分子ミセル薬物キャリアの有利・不利な点【表7-7】

有利な点	不利な点
・疎水性薬物に対する大きな内包量 ・小さな粒径(10～100 nmの直径) ・薬物放出速度の広い範囲での制御が可能	・親水性薬物の封入が困難 ・薬物封入法が未発達 ・比較的に高度な高分子設計・合成が必要

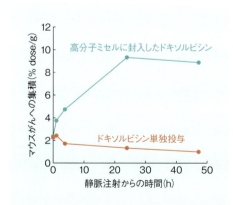

高分子ミセル封入によるがんへのターゲティング【図7-15】
(J. Drug Targeting, 7, 171-186(1999)より改変)

　高分子ミセルによる，固形がんターゲティングの例を示す。適切に設計・作製された高分子ミセルより，抗がん剤ドキソルビシンを図7-15に示すように，マウスの固形がんに大変効率よくターゲティングすることができる。この「適切に」という意味が，リポソームの場合とは異なることを図7-16で説明する。リポソームの場合には，適切に設計されたリポソームキャリアならば，その構造が壊れない薬物含量の範囲では，どのような薬物を封入してもキャリアと同一のターゲティング効果が得られる。対して高分子ミセルでは，同じ粒径の高分子ミセルでも高分子鎖の長さが異なっていたり，同じ高分子鎖を用いても薬物の封入量が異

なると，ターゲティングができないことがある。「不適切」な構造の高分子ミセルが肝臓に捕捉されやすかったり，薬物放出が速すぎたりするためである。

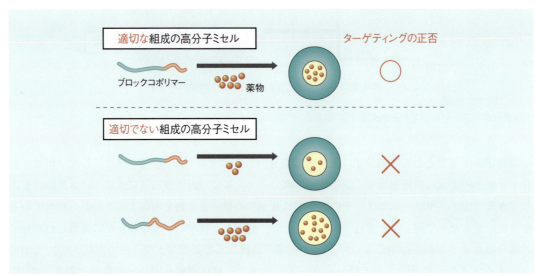

ターゲティングを達成するための適切な組成【図7-16】

　抗がん剤を封入した高分子ミセルの臨床試験の例を**表7-8**にまとめる。注意すべきは8例のうち，2例はターゲティング以外の効果を目的としていることである。非水溶性抗がん剤のミセル内包化による可溶化を通して，容易な静脈内投与を実現することと，キャリア高分子による抗多剤耐性効果である。また，＊印をつけた例では，ターゲティングが主目的であるが，上述した非水溶性抗がん剤の容易な静脈内投与実現の役割も果たすDDSである。いずれの臨床試験も21世紀になってから開始されたものである。リポソーム製剤のDOXILが1995年に認可されたことと比べると，後発のDDSであるが，それだけに今後の臨床的展開が大いに期待される。

高分子ミセル抗がん剤の臨床試験【表7-8】

薬剤名	内包抗がん剤	主目的	開発国
NK-911	ドキソルビシン	ターゲティング	日本
NK-105	パクリタキセル	ターゲティング＊	日本
NC-6004	シスプラチン	ターゲティング	日本
NC-4016	ダッハプラチン	ターゲティング	日本
NC-6300/K-912	エピルビシン	ターゲティング	日本
NK-012	SN-38＊＊	ターゲティング＊	日本
Genexol-PM	パクリタキセル	薬物の可溶化	韓国
SP-1049C	ドキソルビシン	薬物多剤耐性克服	カナダ

＊　薬剤の可溶化の目的も有する
＊＊カンプトテシン誘導体CPT-11の活性代謝物

Section 8

遺伝子治療とDDS

髙倉喜信

1 遺伝子治療とDDS
2 未来の遺伝子治療
3 核酸医薬品とDDS
4 未来の核酸医薬品

Section 8 遺伝子治療とDDS

近年，遺伝子治療や核酸医薬品を利用した治療は種々の疾病治療の新しい方法論として大きな注目を集めているが，DDSはこれらの成功の鍵を握るキーテクノロジーとして期待されている。

1 遺伝子治療とDDS

1 遺伝子治療とは

　ヒトゲノム全配列解読完了など近年の生命科学の飛躍的な発展により，種々の疾病の発症・進行の分子メカニズムが遺伝子レベルで明らかにされている。このような背景に基づき，治療効果の期待できる生理活性タンパクをコードした遺伝子を通常の医薬品と同様に生体に投与し，標的細胞に導入・発現させることで治療を実現する遺伝子治療の試みが活発に行われている（図8－1）。免疫応答が誘導できる抗原タンパクを発現させるDNAワクチン療法も遺伝子治療の一種である。2012年には，脂質代謝異常の遺伝病を対象としてリポタンパク分解酵素をコードしたアデノ随伴ウイルス（AAV）ベクターを用いた *in vivo* 遺伝子治療医薬品（Glybera®）が世界で初めて欧州で承認された。また，最近では，非常に簡便かつ高効率に標的ゲノム部位を特異的に変更すること（削除，置換，挿入）ができる"ゲノム編集"という新しい技術が開発されている。代表的なシステムとしてはCRISPR-Cas9があげられるが（図8－2），このシステムを利用すれば，ベクターを設計して細胞にトランスフェクションするだけで標的遺伝子ノックアウト，導入遺伝子ノックインなどが効率よく行える。そのため，オフターゲット効果や倫理的な問題に関する検討は必要ではあるものの，今後，遺伝子治療への応用が期待されている。

　現在承認されている遺伝子医薬品がGlybera®のみであることからも明らかなように，遺伝子治療には，発現効率の高いウイルスベクターが用いられることが多いが，安全性の観点からは，プラスミドDNAを基本とする非ウイルスベクターの利用が望ましい。一方，病因遺伝子のmRNAに相補的な配列を持つsiRNAやアンチセンスDNAなどの核酸医薬品を投与し，標的細胞内での遺伝子発現を抑制することで治療を達成する試みも広義の遺伝子治療と考えられるが，これについては核酸医薬品とDDSの項で後述する。

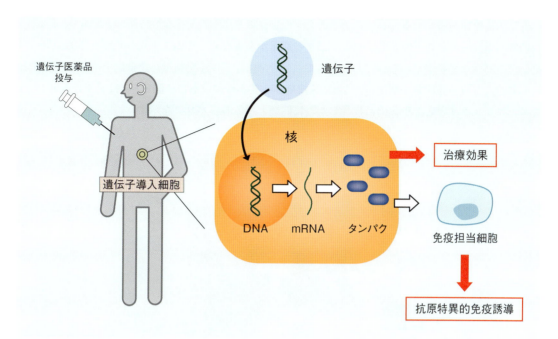

遺伝子治療の基本原理【図8-1】

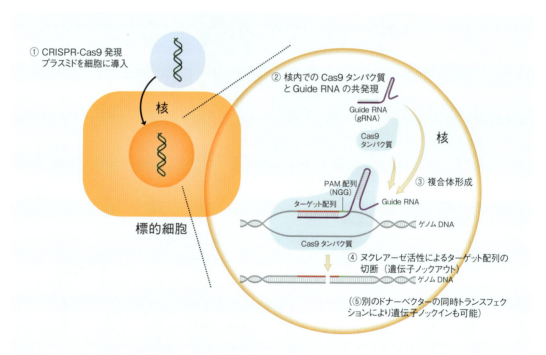

CRISPR-Cas9による標的特異的遺伝子改変【図8-2】

Section 8　遺伝子治療とDDS

遺伝子治療に利用される非ウイルスベクターのプラスミドDNAは水溶性高分子であり，安定性，標的細胞指向性，膜透過性が低いなど，種々の問題があるため，そのまま投与しても標的細胞への高いデリバリー効率が望めない．したがって，プラスミドDNAを利用した遺伝子治療を実現するためには，これら諸問題が解決可能なDDS技術が必要不可欠である．図8-3にプラスミドDNAをリポプレックスとして生体内に投与した際に問題となる各種バリアを示す．

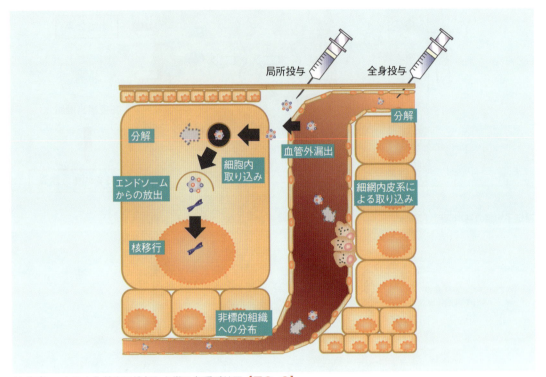

リポプレックスを生体内に投与した際の各種バリア【図8-3】

2 遺伝子医薬品のDDS

プラスミドDNAは，物理化学的には核酸の構造中に存在する多数のリン酸ジエステル結合由来の負電荷を有するポリアニオンであり，そのままの形では細胞に導入されない．代表的なプラスミドDNAのDDSとしては，正電荷を持つカチオン性リポソームやカチオン性ポリマー等をキャリアとして利用し，これらとプラスミドDNAとを静電的相互作用に基づいて形成させた複合体があげられる．通常，これらの複合体は数百ナノメーター程度の大きさを持つナノ粒子であるが，電荷比が正になるように調製されるため，負に帯電した細胞膜に結合した後，吸着性エンドサイトーシスにより細胞内に取り込まれ，プラスミドDNAにコードされた遺伝子の発現が起こる．siRNAやアンチセンスDNAに対しても同様の手法を応用可能である（核酸医薬品とDDSの項，参照）．これら複合体を用いるアプローチはパッシブターゲティングに分類されるが，複合体の表面をリガンドや抗体で修飾すればアクティブターゲティングへの応用も可能である．

① リポプレックス

　カチオン性リポソームとプラスミドDNAとの複合体をリポプレックスと呼ぶ。In vitro で培養細胞に遺伝子を導入するためのトランスフェクション試薬として開発された種々のカチオン性脂質（DOTMA, DOTAP, DDAB, DMRIE 等）とエンドソームからの放出を高める膜融合性の中性脂質 DOPE を混合して調製したリポソームが in vivo へも広く応用されている。静脈内投与の際には，DOPE の代わりにコレステロール（Chol）を用いるほうが血液成分との相互作用が少なく，高い遺伝子発現が得られる。ガラクトース，マンノース，葉酸などで表面を修飾し，レセプターを介して細胞特異的に遺伝子をデリバリーできるリポプレックスも開発されている。例えば，2種類の抗体で表面修飾を施し，血液－脳関門の透過と脳内の腫瘍細胞へのデリバリーを同時に達成可能なプラスミドDNA内封型ポリエチレングリコール（PEG）修飾リポプレックスが報告されている。

　Allovectin-7® と呼ばれるリポプレックス製剤を用いた臨床試験が進行期メラノーマ患者を対象に行われていた。これは，補助刺激分子 HLA-B7 と β2 ミクログロブリンをコードするプラスミドDNAとDMRIE/DOPEで調製したカチオン性リポソームからなるリポプレックスを腫瘍内に投与することにより，がん細胞の抗原性を上昇させ，投与局所による腫瘍および転移巣に対する抗腫瘍免疫作用の増強を期待したものであったが，Phase Ⅲで十分な治療効果が得られなかったという理由で2013年に開発が中止されている。またインターフェロン－β遺伝子を内封したリポプレックスを直接脳腫瘍内に投与する臨床試験も行われている。図8-4に各リポプレックスの模式図を示す。

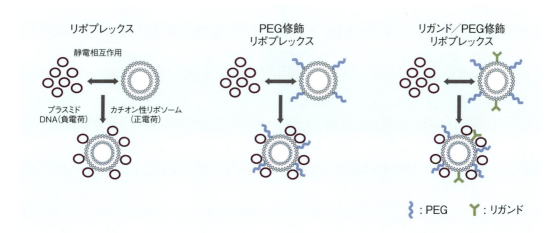

各リポプレックスの模式図【図8-4】

② ポリプレックス

　カチオン性ポリマーとプラスミドDNAとの複合体をポリプレックスという。種々の合成カチオン性ポリマーPEI（ポリエチレンイミン），各種デンドリマー，PLL（ポリリジン）やPLO（ポリオルニチン）等のポリアミノ酸など，天然カチオン性ポリマー（キトサン，アテロコラーゲン，プロタミンなど）が利用される。カチオン性ポリマー／PEGブロックポリマーを利用して高分子ミセルを形成させ，そのコア部分にプラスミドDNAを封入したユニークなポリプレックスも開発されている。

　アクティブターゲティングの原理に基づいて，アシアロ糖タンパクやトランスフェリンとPLLとのコンジュゲートを利用して，これらの受容体を介して効率よくプラスミドDNAをデリバリーするためのポリプレックスも報告されている。また，PLOにガラクトースおよび膜融合性ペプチドを結合させ，静脈内投与後，肝細胞内においてレセプターを介する取り込みとエンドソーム放出が効率よく起こるポリプレックスが開発されている。さらに，EPR効果に基づいた腫瘍ターゲティングを目的に，トランスフェリン－PLLコンジュゲートにPEG修飾を施し全身投与時の血中滞留性を向上させたポリプレックスも開発されている。図8-5に各ポリプレックスの模式図を示す。

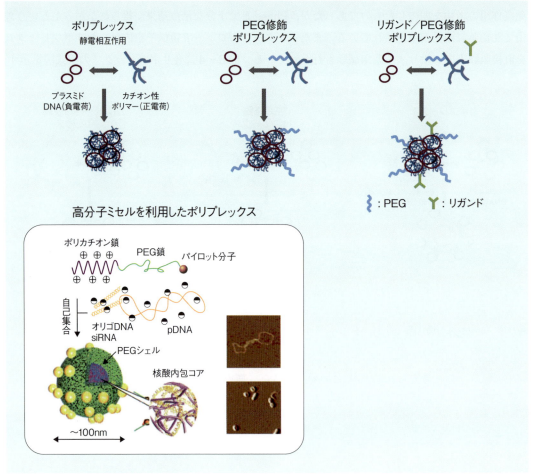

各ポリプレックスの模式図【図8-5】
（下の図は東京大学・片岡一則先生より提供）

③ リポポリプレックス

　カチオン性リポソーム，カチオン性ポリマーの両キャリアを併用して調製したプラスミドDNA複合体はリポポリプレックスと呼ばれる。プロタミンとDOTAP／CholリポソームとプラスミドDNAとのリポポリプレックスが報告されている。また，リポポリプレックスにPEG修飾や膜透過性ペプチドの導入をはじめ，さまざまな機能を組み込んだMEND(multifunctional envelope nano device)と呼ばれるユニークなDDSも開発されている。図8-6にリポポリプレックスとMENDの模式図を示す。

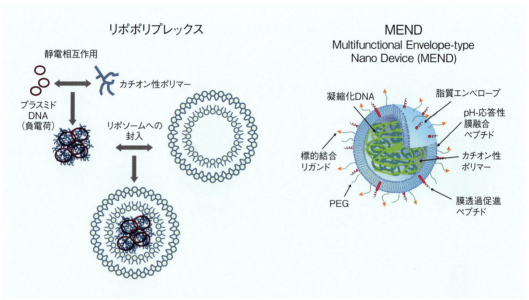

リポポリプレックスとMEND【図8-6】
（右の図は北海道大学・原島秀吉先生より提供）

3 Naked(裸の)DNAの投与と物理刺激の併用

① Naked DNAの局所投与

　キャリアを用いることなくプラスミドDNAの水溶液をそのまま注射により筋肉などの組織に局所投与するだけで，高い遺伝子発現が得られることが知られている。詳細なメカニズムは明らかにされていないが，投与した部位の組織で高い圧力が生じ，この物理的な刺激により細胞膜の透過性が上昇するためと考えられている。この効果をさらに高めるため，局所投与とエレクトロポレーションによる電気刺激とを組み合わせる手法も利用される。

HGF（Hepatocyte Growth Factor，肝細胞増殖因子）をコードしたプラスミドDNAを下肢筋肉内に投与する遺伝子治療薬コラテジェン®のPhase IIIの臨床治験が，末梢性血管疾患（閉塞性動脈硬化症やバージャー病）の患者を対象に展開されている。HGFは肝細胞の増殖因子として発見されたが，血管内皮細胞に対しても増殖因子として働くことで投与した筋肉組織内に新生血管を誘導することができるため，HGF遺伝子治療は虚血性疾患に対する新たな治療法として期待されている（図8-7）。

　抗原タンパクをコードしたプラスミドDNAを皮内あるいは筋肉内に局所投与し，発現する抗原タンパク質の抗原提示細胞による取り込みと抗原提示に基づく抗原特異的免疫の誘導を目的としたDNAワクチン療法についての研究も盛んに行われており，現在も多数の臨床試験が進行中である。その際には，遺伝子導入効率の改善を目的として，エレクトロポレーション法が広く利用されている。

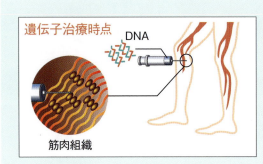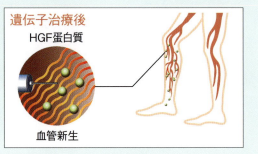

HGF遺伝子治療【図8-7】
（大阪大学・森下竜一先生より提供）

② Naked DNA の全身投与

　プラスミドDNAの水溶液をそのまま静脈内注射により全身投与してもまったく遺伝子発現は起こらない。ところが大容量で急速に静脈内投与することにより，肝臓で著しく高い遺伝子発現が得られることが知られており，ハイドロダイナミクス法と呼ばれている。他の臓器においても有意な遺伝子発現が見られるが，瞬間的に血管内で非常に高い圧力が生じ，この物理的ストレスによりすべての臓器を構成する細胞膜の透過性が上昇し，血管透過性の高い肝臓ではその効果が顕著に現れるためと考えられている。体重の約8％（1.6mL／20g）のプラスミドDNA水溶液を5秒以内に急速静脈内投与する方法がマウスで最初に報告されたが，カテーテルを用いて肝動脈内に類似の条件を適用することにより，大型動物へも応用可能であることが示され，ヒトへの応用も検討されている。

2 未来の遺伝子治療

すでに述べたように，遺伝子治療の実現を目的としてさまざまなDDS技術が開発されているが，現時点では細胞選択性や遺伝子導入細胞数，遺伝子発現レベルや持続性などは不完全であり，十分な治療効果を得るには足りないことが多い．既存のDDS技術を利用するだけではなく，プラスミドDNAに挿入するプロモーターやエンハンサーを選択したり，遺伝子産物自体の動態が制御できる形にベクター設計を工夫することもこれらの要因を制御するためには有用であり，こうした工夫も広義のDDS技術と考えることができる．将来，現在の技術ではまだ十分には達成されていないこれら遺伝子発現の空間的，時間的制御が自由に行えるDDS技術が開発されれば，理想的な遺伝子治療が可能になるものと期待される．図8-8に未来の遺伝子治療に向けて制御すべき要因を示す．

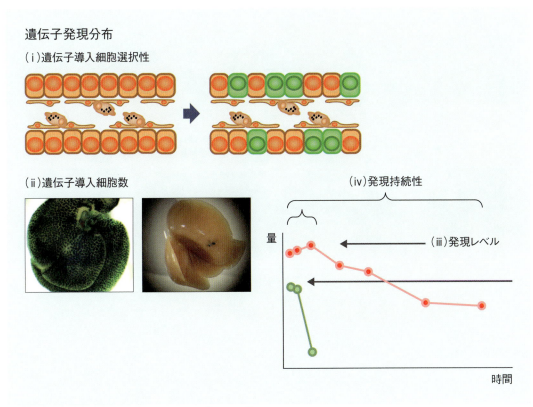

未来の遺伝子治療に向けて制御すべき要因【図8-8】

3 核酸医薬品とDDS

1 核酸医薬品とは

　種々のDNAやRNAを利用した核酸医薬品がアンメットニーズを満たす次世代医薬品として現在活発に開発が進められている。①遺伝子発現の抑制を目的としたもの(アンチセンスDNA, siRNA(small interfering RNA), miRNA(micro RNA)等), ②機能タンパク質の抑制・活性化を目的としたもの(アプタマー, デコイ, TLR(Toll-like receptor：Toll様受容体)リガンド等)の2つに大別される。細胞内外のさまざまな部位を標的としており(図8-9), 体内動態・細胞内動態を最適化するDDS開発が期待されている。

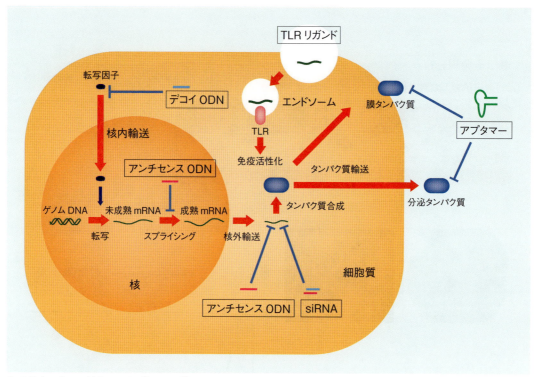

各種核酸医薬の標的作用部位【図8-9】

2 アンチセンスDNA

　アンチセンスDNAは, 標的遺伝子のmRNAと相補的な配列を有し, 遺伝子発現をブロックすることで効果を発現する(図8-10)。1970年代から研究されてきた最も歴史の古い核酸医薬品である。抗サイトメガロウイルス薬であるVitravene®(1998年)と, ApoB100を標的とした家族性高脂血症薬であるKynamro®(2013年)が上市されている。これらはいずれも, 安定性の向上を目的にリン酸部分の結合(ホスホジエステル結合)の1つの酸素原子を硫黄原子に置換したホスホロチオエー

ト(PS)化などの化学修飾を施したDNAがそのまま注射剤の形で用いられており、キャリアは利用されていない。また、アンチセンスDNAを用いてエキソンスキッピングの原理に基づいてデュシェンヌ型筋ジストロフィー治療を目的とした臨床治験が国内で行われているが、ここでも化学修飾DNAが利用されている。

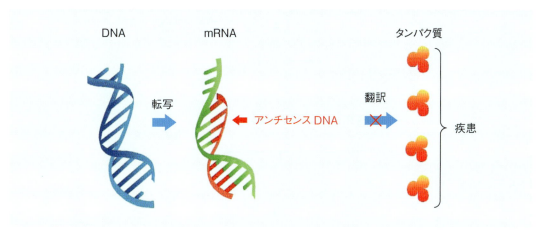

アンチセンスDNAの作用発現機構【図8-10】

3 siRNA

2本鎖RNAを細胞に導入することにより、mRNAが配列特異的に分解され遺伝子発現が抑制される現象をRNA干渉(RNAi：RNA interference)と呼ぶ。1998年、線虫でRNAiが誘導されることが初めて報告されたが、その後、哺乳類細胞においても、短い2本鎖の合成RNA(siRNA：short interfering RNA)を用いることでRNAi誘導が可能であることが明らかとなった。siRNAは、標的mRNAに相補的な配列を持つアンチセンス鎖とセンス鎖からなる。細胞内でプロセシングを受けることでsiRNAを産生可能なshort hairpin RNA発現ベクターを利用することでも、RNA干渉を誘導可能である。短い1本鎖合成DNAであるアンチセンスDNAも類似の機構で遺伝子発現を特異的に抑制するが、siRNAははるかに強力な抑制効果を示すので、治療への応用が強く期待されている。図8-11にRNA干渉の原理を示す。

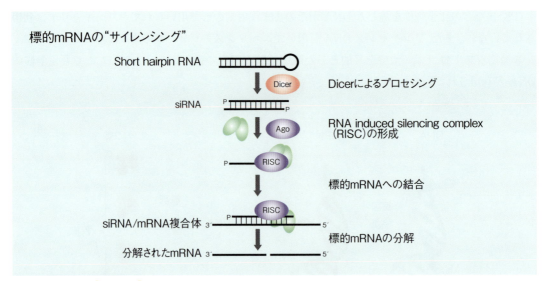

RNA 干渉の原理【図8-11】

　siRNA は比較的分子量の小さい核酸であるが，プラスミド DNA と同じポリアニオンであることから同様のカチオン性キャリアを利用した DDS の開発が活発に進められている。代表的な DDS 製剤は Arbutus 社（旧社名 Tekmira）が開発した LNP（Lipid nanoparticle）と呼ばれる PEG 修飾リポプレックスがあげられる。図8-12に LNP の模式図を示す。Alnylam 社は LNP を利用して臨床試験を進めており，アミロイドーシスの原因遺伝子であるトランスサイレチンを標的とした siRNA を肝臓へと送達することによる治療薬（Patisiran）は，現在 Phase Ⅲ の臨床治験を行っている。また同社は，siRNA の末端に糖鎖を付加する GalNAc-siRNA 結合体（Revusiran；皮下注）を開発し，肝細胞の表面に発現するアシアロ糖タンパク質受容体（ASGPR）に対するリガンドである N-アセチルガラクトサミン（GalNAc）を利用したアクティブターゲティング型の DDS 製剤（図8-13）も開発しており，アミロイドーシスや高コレステロール血症臨床治験を進めている。

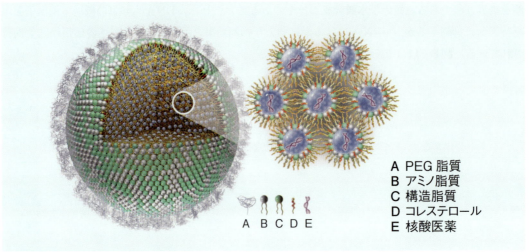

LNP（Lipid nanoparticle）の模式図【図8-12】
（http://arbutusbio.com/our-science/lnp-delivery-platform.php より引用）

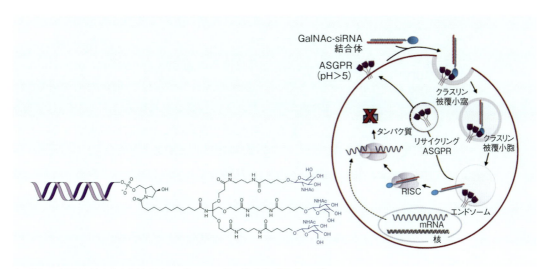

GalNAc-siRNA 結合体と肝細胞ターゲティングの模式図【図8-13】

4 アプタマー

　アプタマーは標的タンパク質に特異的に結合することでその機能を阻害し，治療効果を発現する核酸医薬品である．実用化されたものとしては，眼疾患である加齢性黄斑変性症（AMD）を対象としたMacugenがあげられる．疾患の進行の原因となる血管内皮細胞成長因子（VEGF）に結合し，その機能を阻害することで効果を発現する．Macugen は糖部の2'位をO-methyl基あるいはフッ素基で修飾されたRNAの5'末端を40 kDaの分岐型PEGで修飾した核酸であり，硝子体に直接注射で投与する．

5 TLR リガンド（PolyI;PolyC CpG-DNA）

　PolyI;PolyCは代表的なTLR3リガンドであり，古くから核酸アジュバントとして利用され，リポプレックスなどのDDS製剤も検討されてきた．しかし，細胞質に存在するRNAセンサー（RIG-I/MDA5）にも認識されるため，炎症性サイトカイン誘導などの副作用が惹起されることが知られており，臨床応用が制限されている．この問題を解決する1つの手段として，新規TLR3リガンドであるPS型GpC DNAと140merの二重鎖RNAのキメラ分子（ARNAX）が開発された．ARNAXは細胞内に取り込まれた後エンドソームに局在するTLR3と効率よく反応するが，RNAセンサーは活性化しないことが示されており，有効なワクチンアジュバントとして期待されている．

　非メチル化CG配列（CpGモチーフ）を有するCpG DNAは，樹状細胞やマクロファージに発現するTLR9のリガンドであり，これらの細胞に取り込まれ，エンドソーム内でTLR9に結合することで種々のサイトカイン産生を誘導する．こうした自然免疫の活性化はワクチンの効果発現に必須であり，がんや感染症を対象としたワクチン開発において核酸アジュバントとしての利用が試みられている．通常，化学修飾したPS型のDNAが用いられるが，高いタンパク結合性を有するため細胞障害性が懸念されている．最近，DNAナノテクノロジーを利用してお互いに半分ずつが相補

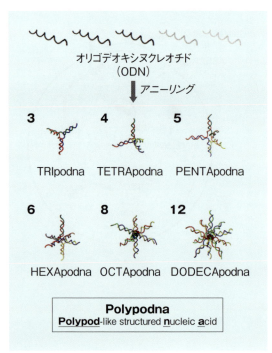

Polypodnaの模式図【図8-14】

的な3種類以上の天然型の短鎖DNAを用いることで，ナノオーダーの多足型DNAナノ構造体Polypodna（polypod-like structure forming nucleic acid）（図8-14）が開発された。この技術を応用することで，CpG DNAの免疫活性化能を飛躍的に増大できることが明らかになっている。さらに，こうしたユニークな構造を有するDNAナノ構造体を順次連結することで得られるDNAデンドリマーやDNAハイドロゲルについて，そのDDSとしての有用性も示されている。

4 未来の核酸医薬品

1 DNAナノテクノロジーを利用した核酸DDS

　相補的な配列を有する2本のDNAは，水素結合を介して二重らせん構造を形成する。1本鎖DNAは柔軟な分子であることから，DNAの持つ相補鎖との二本鎖形成能を巧みに利用することで，直鎖状ではなくさまざまな形状のDNA構造体を構築することが可能である。このように，比較的短いDNAを用いて，ユニークな形状の構造体を設計・構築する技術をDNAナノテクノロジーと呼ぶ。1990年代初頭にこの技術が報告されて以来，今日までにさまざまな形状のDNA構造体が報告されている（図8-15）。

　DNAナノテクノロジーを利用することで，前述のPolypodnaなどのように構造的特徴の異なるさまざまなDNAナノ構造体が開発可能である。1本鎖環状DNAと多数のstaple strandと呼ばれる短いDNAを用いるDNAオリガミ法では，薬物やCpG DNAなどを内包する構造体が開発されている。今後，酵素分解に対する抵抗性の高い核酸誘導体との組み合わせにより，DNAナノテクノロジーのDDS応用が加速するものと期待される。

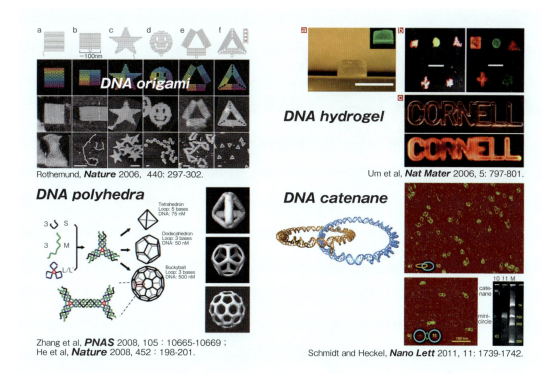

DNAナノテクノロジーの模式図【図8-15】

2 エキソソームを用いた核酸DDS

　核酸医薬品の実用化には効率的かつ安全なDDSの開発が必須である。近年，リポプレックスなどの人工的なキャリアを用いるアプローチではなく生体由来成分あるいは生体内に存在する天然の機構を利用したDDSの開発が期待されている。中でも，種々の細胞が生理的条件下で分泌する粒子径100nm程度の細胞外小胞であるエキソソーム（exosome，エクソソームとも呼ばれる）が有望視されている（図8-16）。エキソソームは脂質二分子膜から構成される膜小胞であり，その中に内包する細胞由来の核酸（microRNA, mRNA）やタンパク質を別の細胞に送達することで，生体内で細胞間情報伝達に重要な役割を果たしていることが知られている。このような機能を有するエキソソームをsiRNAなどの核酸医薬品のキャリアとして利用する試みが検討されており，内因性のDDSであるエキソソームは非常に高い安全性と低い免疫原性とともに，高いデリバリー効率を有する新規DDSとなる可能性が期待されている。一般的には，培養細胞の上清から分離・精製したエキソソームが用いられているが，将来的に患者自身から採取した細胞を培養・調製したエキソソームをその患者の治療に利用するシステムが確立されれば，より安全性の高いDDS開発が可能になると考えられる（図8-17）。現在，エキソソームのDDSへの応用を目的とした研究が活発に行われており，近い未来に実用化されることが期待できる。

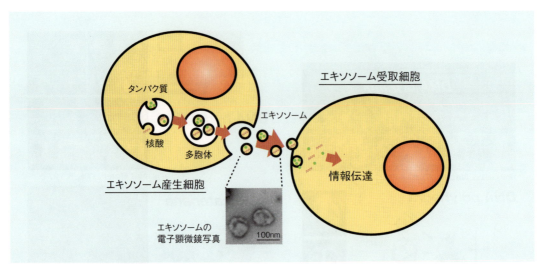

エキソソームを介した細胞間情報伝達の模式図【図8-16】

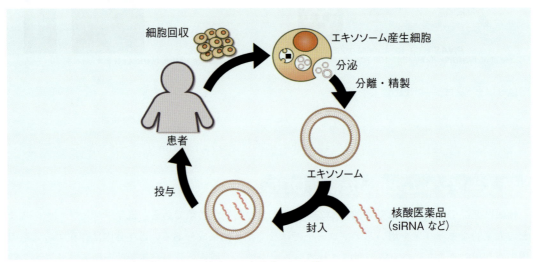

エキソソームを利用した核酸医薬品DDSの治療への応用【図8-17】

Section 9
再生医療，細胞治療とDDS

髙倉喜信

1 DDSの対象薬物：低分子から高分子，そして細胞へ
2 組織工学と再生医療
3 再生医療，細胞治療の発展
4 未来の再生医療・細胞治療

Section 9 再生医療，細胞治療とDDS

1 DDSの対象薬物：低分子から高分子，そして細胞へ

　医薬品の開発は，歴史的に見ると，低分子化合物（化学合成品）から，バイオテクノロジーの発展に伴いバイオ医薬品（遺伝子組み換えタンパク質）へと変遷した．その後，バイオ医薬品をコードした遺伝子医薬品（プラスミドDNA）や遺伝子発現を制御する核酸医薬品も"医薬品"の概念に相当する物質として扱われている．このような医薬品の開発の歴史的な流れの中で，DDSは，これら3つのまったく性質の異なる対象物質（低分子薬物，バイオ医薬品，遺伝子・核酸医薬品）の体内動態の制御を実現するための方法論として重要な役割を果たしてきた．さらに最近では，再生医療や細胞治療に使われる細胞そのものも"細胞医薬品"として位置付けられるようになっており（**図9-1**），この領域でもDDSは重要なテクノロジーと考えられている．

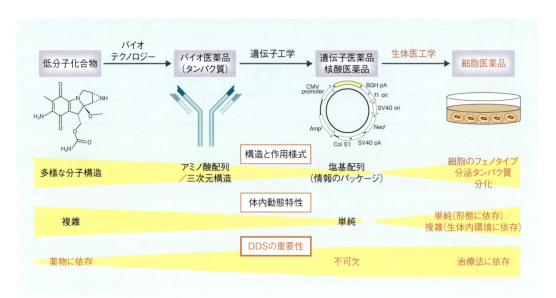

薬物治療の発展とDDS【図9-1】

2 組織工学と再生医療

　一度欠損したり機能を失った臓器や組織は，それが自然に回復・再生することは，ヒトの場合にはほとんどない．新しい医療技術を用いてこれらの組織・臓器の再生を実現するのが，再生医療である．再生医療のうち，細胞を用いて組織を再生させる治療法は，造血幹細胞の懸濁液を血管内に注入することで血液系の再生を目的に古くから実施されてきた．しかしながら，他の形を有する臓器・組織では同様の手法の適用には限界があり，臓器移植あるいは人工臓器に依存せざるを得ない状況であった．

　1993年にLangerとVacantiが提唱した組織工学 tissue engineeringの概念はこの状況を大きく変えた．工学的な手法を用いて細胞の再生能力を引き出して組織・臓器の再生を実現するこの技術は，①細胞，②成長因子，③スキャホールド(細胞の足場)の3要素からなる(図9-2)．スキャホールドには，ポリグリコール酸(PGA)やポリ乳酸(PLA)およびその共重合体(PLGA)などに代表される生分解性高分子を3次元構造に成形し，そこに細胞を播種・増殖させて，生体に移植する．移植された高分子は徐々に分解して消失するが，移植した細胞やホスト由来の細胞から分泌された細胞外マトリクスが間隙を埋めるため，移植時に成形した3次元構造が保持された組織・臓器が構築される．この手法を用いて，人工骨，人工軟骨などの再生の成功例が報告されている．

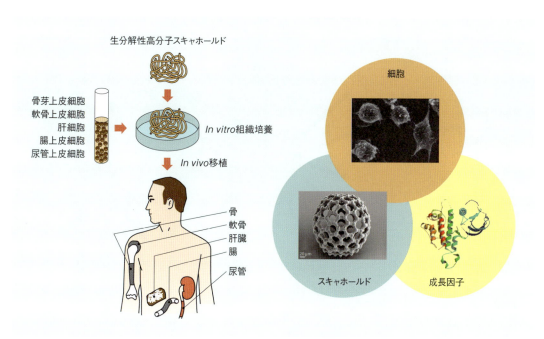

組織工学の基本的な考え方(Langer & Vacanti, Science, 206, 920, 1993)と組織工学の3要素【図9-2】

3 再生医療，細胞治療の発展

1 幹細胞研究の発展：ES 細胞と iPS 細胞

　近年の分子生物学，細胞生物学，培養技術の発展に伴いほとんどすべての細胞に分化する能力を有し万能細胞とも呼ばれる幹細胞の研究が活発になった。こうした状況において，胚性幹細胞（ES 細胞：embryonic stem cell）や人工多能性幹細胞（iPS 細胞：induced pluripotent stem cell）の作製技術が確立され，細胞治療への期待はさらに高まっている。図9-3に ES 細胞の樹立方法を示す。

　受精卵が胚盤胞と呼ばれる段階にまで発生したところで取り出して，あらかじめ培養皿に準備した目的細胞の増殖・分化を促すフィーダー細胞（feeder cell）という細胞の層の上で培養をすると，内部細胞塊が増殖を始める。この内部細胞塊は，胎盤などの胚体外組織以外のすべての組織への分化能を有する細胞集団である。増殖した内部細胞塊由来の細胞を分散させてフィーダー細胞上で継代する操作を繰り返し，最終的に「ES 細胞株」を樹立する。樹立した ES 細胞株は未分化で分化多能性を保持した状態のまま継代培養することができる。

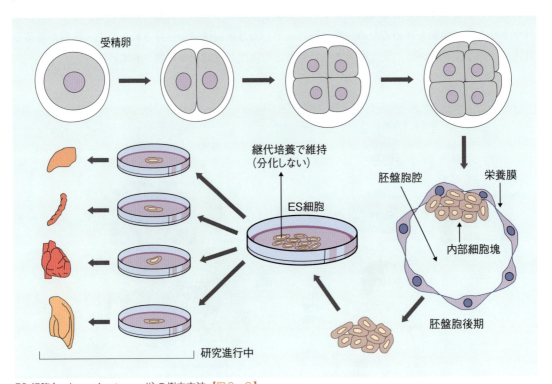

ES 細胞（embryonic stem cell）の樹立方法【図9-3】
（出典：独立行政法人医薬基盤研究所 JCRB 細胞バンク）

　iPS 細胞の場合は，ヒトから採取した皮膚細胞を培養し，ベクターを用いて多能性（万能性）の獲得に必要な4つの遺伝子 Oct3/4, Sox2, c-Myc, Klf4 を導入する。遺伝子を導入した細胞を ES 細胞の培養法に準じてフィーダー細胞の存在下，専用培地で培養すると，遺伝子導入された細胞の一部が iPS 細胞となり，ES 細胞様のコロニーを形成する。こうして作製した iPS 細胞は，体細胞か

ら人工的に作られた細胞ではあるが，胚由来のES細胞同様，神経細胞をはじめとするあらゆる細胞に分化する能力を持っている．図9-4にiPS細胞の作製方法と分化能力について示す．

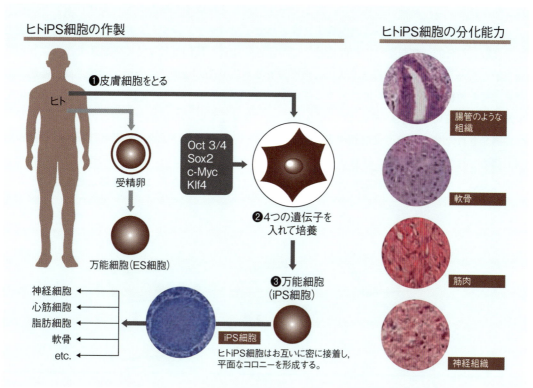

iPS細胞(induced pluripotent stem cell)の作製方法と分化能力【図9-4】
（京都大学・山中伸弥先生より提供）

　ES細胞は万能な分化能を有しており，発がんの危険性も低いことから再生医療への応用が期待されている．しかしながら，ES細胞は受精卵から調製するため，生命倫理的な問題が大きく，また患者本人からの調製が困難であるため免疫拒絶の問題の可能性も考えられる．一方，iPS細胞は自己の体細胞から調製することが可能であるため，生命倫理的な問題はなく免疫拒絶なども起こりにくいと考えられる．しかしながら，遺伝子導入の操作によってiPS細胞ががん化する危険性が高いことが指摘されている．したがって，それぞれ細胞の利点・欠点に十分配慮して適宜細胞を選択し，治療への応用に向けた研究開発を推進する必要があると考えられる．

　すでに，これらの細胞を心筋細胞や神経細胞などさまざまな種類の細胞に分化させることが可能となっている．2014年9月には，加齢黄斑変性の患者に対して，患者のiPS細胞から作製した網膜細胞を移植する世界初の手術が実施された．さらに他人のiPS細胞から作製した細胞を利用する他家移植についても検討されている．

2 細胞シートを利用した再生医療

　コントロールドリリースにも応用可能な，温度に依存して親水性と疎水性が変化する高分子が開発されており，この高分子を利用することで種々の臓器を構成する細胞をシート状に調製することができるようになっている。この温度応答性の高分子をコーティングした培養シャーレ上に，患者から採取した目的の細胞を一定期間培養して増殖させた後，低温処理することにより患者に移植可能な細胞シートが細胞間接着を維持したまま調製できる。この技術に基づいて角膜上皮，心筋，肝臓等，種々の組織の再構築を可能とする細胞シートが開発され，これを利用した細胞治療の臨床応用が進められている（図9-5）。2015年9月には，虚血性心疾患の治療を目的に再生医療等製品として開発されたヒト（自己）骨格筋由来細胞シート「ハートシート®」が，条件及び期限付承認が国内で認められている。今後，細胞培養技術が一層発展することにより，分化・培養可能細胞の種類が増えることも予想され，細胞シートを利用した治療法の適用がさらに拡大することが期待されている。

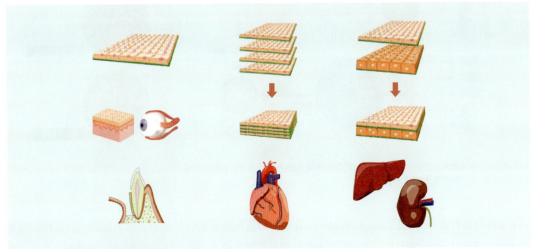

細胞シートを利用した再生医療【図9-5】
（東京女子医科大学先端生命医科学研究所・岡野光夫先生より提供）

3 生体適合性材料と細胞増殖因子を組み合わせた再生医療

　組織工学の概念に基づき，生体適合性材料で細胞の増殖・分化のためのスキャホールドを構築し，細胞増殖因子や遺伝子等を徐放化させることで生体組織・臓器の再生を誘導する細胞治療を行う試みが進められている。例えば，ゼラチンハイドロゲルにbFGF（塩基性線維芽細胞増殖因子）を含有させたDDSを利用することにより，血管新生を誘導可能であることが示されており，閉塞性動脈硬化症等の末梢性血管疾患治療に向けた臨床応用が試みられている。ここではコントロールドリリースの技術が応用されている。図9-6にハイドロゲルへの細胞の封入とbFGFの併用について示す。また，ハイドロゲルに増殖因子のみならず間葉系幹細胞や線維芽細胞などの組織再生を促す効果を有する細胞を封入することにより，その治療効果を相乗的に増強可能であることも報告されている。

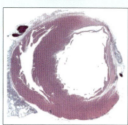
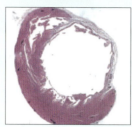
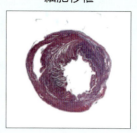

ハイドロゲル（MedGel）と bFGF の併用によるラット心筋梗塞モデルにおける移植心筋細胞の生着率向上
【図9-6】
（京都大学・田畑泰彦先生より提供）

4 未来の再生医療・細胞治療

　現時点で，iPS 細胞や ES 細胞を心筋細胞や神経細胞などさまざまな種類の細胞に分化させることが可能となっている。今後，この技術をさらに発展させることによって，現在では調製困難な細胞も作製可能となることが期待される。治療へ応用するためには細胞の大量培養技術の確立も不可欠である。また，臓器・組織の構築には構成細胞の秩序を保持しつつ3次元構造に配慮する必要がある。例えば，臓器・組織構造形成に重要な役割を果たすサイトカインの放出を時間的，空間的に制御可能な DDS 技術を併せて利用することでより高度な機能・秩序を持った細胞集団を構築し，臓器・組織の再生が可能となるものと期待される（図9-7）。構築した臓器や組織を生体に移植する際にも DDS 技術を利用することで生着率の向上などがもたらされ，治療効果の増強も可能になるものと考えられる。

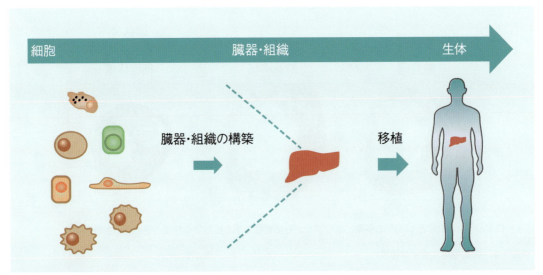

未来の細胞治療【図9-7】

　細胞治療には，上記のように分化させた細胞を組織・臓器の形にしたのちに移植する形の治療に加えて，治療効果の期待できる細胞をそのまま投与・移植する方法もある。しかしながら，単に細胞を投与・移植するだけでは生体内での生存率が低いことや，治療標的部位への移行率が低いことなどが問題となることが多い。したがって，治療効果を有する細胞を培養・分化させたのちに，さらにDDS技術や遺伝子工学・細胞工学的手法等を駆使することで生体適用後の細胞自身の動態が制御できる機能（ステルス化・標的指向化）や生体内で受けるさまざまなストレスに対する防御機能などさまざまな機能を搭載させることができれば，目的の標的部位に自らが選択的に到達して長期間治療効果を発揮する「多機能性細胞治療剤」の開発も実現可能となるかもしれない（**図9-8**）。

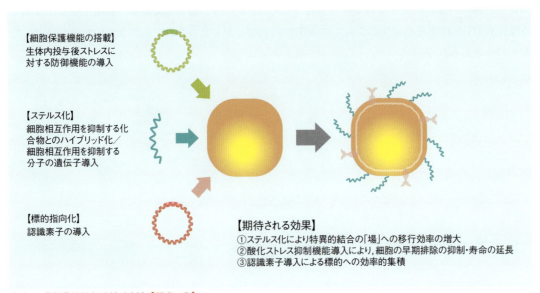

未来の「多機能性細胞治療剤」【図9-8】

Section 10

次世代型DDS技術

横山昌幸

1　DDSに使われる新材料
2　キャリアと外部刺激を組み合わせたDDS
3　DDSとイメージングの融合

Section 10 次世代型 DDS 技術

次世代型の DDS 技術として，新規素材を用いた DDS，外部刺激と組み合わせた DDS，イメージングとの融合技術を紹介する。

1 DDS に使われる新材料

　これまでに，DDS のデバイスや薬物キャリアとして天然・合成を問わず，有機・高分子材料を中心に多彩な材料が使われてきた。材料の物性が DDS システムの性能に大きく影響する場合も多い。したがって，従来にない物性を有する新規材料を DDS に応用することが積極的に研究されている。

　1980年代以降に注目されている新規材料の代表が図10-1に示すデンドリマー，カーボンナノチューブ，フラーレン，グラフェン，金ナノ粒子，シリカナノ粒子であり，これらすべてについてDDS への応用が研究されている。本項では 4 つの例を紹介する（金ナノ粒子は10.2項で解説する）。

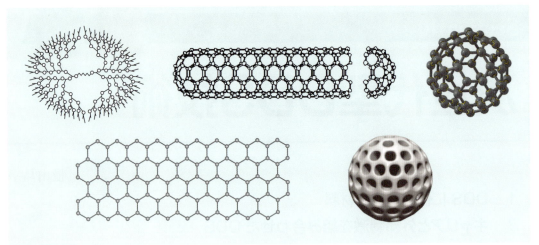

注目の新規材料　左上からデンドリマー，カーボンナノチューブ，フラーレン，グラフェン，メソポーラスシリカナノ粒子【図10-1】

　最初の例はデンドリマーを用いた MRI（核磁気共鳴画像）用の造影剤である。通常の合成高分子材料は，分子量が小さい分子と大きい分子の混合物である場合が多いが，図10-2左上に示す樹状の合成高分子であるデンドリマーは天然のタンパク質分子と同様に，単一の分子量からなる特徴を有する。

　血管内に投与された造影剤が組織に移行する速度および腎臓から排泄される速度は分子量に大きく依存する。最良の画像を得るためには，目的とする臓器・組織に造影剤が高濃度で存在するとと

もに，その他の部位での造影剤濃度が低いタイミングで画像取得することが望まれる。この目的のためには，単一の分子量であって組織への移行速度と排出速度が厳密に規定できるデンドリマーは最適な材料といえる。

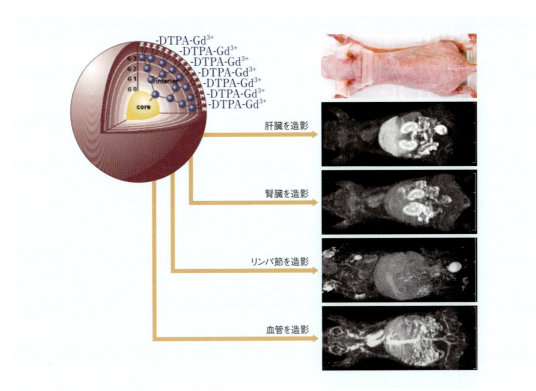

デンドリマー型MRI造影剤とそれによる臓器選択的画像【図10-2】（米国国立衛生研究所・小林久隆先生提供）

図10-3に示すように，デンドリマーの直径によって造影剤の血液中濃度は大きく変化する。4 nmよりも小さいと毛細血管から体内の組織内にすばやく移行するので，血中濃度は速やかに低下する。4～6 nmの範囲では組織に速やかには移行しないものの，腎臓から排泄されて濃度が低下する。6～12 nmの範囲では上記の組織移行と排出はあまり起こらない結果，血中を長時間にわたって循環する。しかし，12 nm以上になると肝臓や脾臓で捕捉されやすくなるために血中濃度は低くなる。以上の性質を巧みに利用すると，図10-2に示すように各臓器や血液に選択的な造影剤ができる。これらはMRI画像でのコントラストを生み出す成分のガドリニウムイオン（Gd^{3+}）を，異なる分子量のデンドリマーに結合する

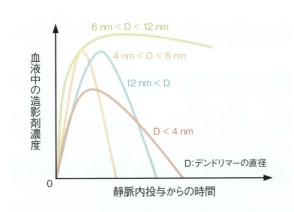

デンドリマーの直径（D）の違いが血液中濃度に与える影響【図10-3】（米国国立衛生研究所・小林久隆先生提供）

Section 10　次世代型DDS技術

ことで得たものである。

　新素材を使った第2の例は、図10-4に示すフラーレンを用いたものである。フラーレン（C_{60}）は炭素原子60個より形成されて，その数々の優れた物性から多方面の応用が研究されている。DDSでの応用では，光や超音波を照射した際に，高い効率でラジカルを発生させ，そのラジカルによって殺細胞作用を示す性質を利用する。ただし，フラーレンは水に不溶なのでポリエチレングリコール（PEG）で修飾して血管内に投与できるようにする必要がある。PEG修飾フラーレンが固形がんに集積した後，光／超音波照射によって抗がん活性を発揮することが報告されている。

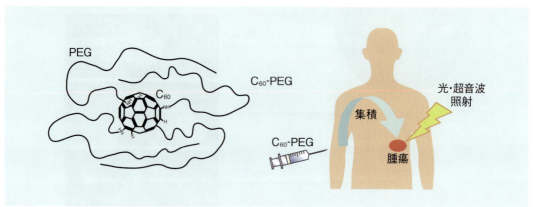

フラーレンを用いたDDSシステム【図10-4】（京都大学・田畑泰彦先生より提供）

　以上の2つの例のように，他の素材にない物性・機能を有する新素材はDDSの発展にも大いに寄与する。

　第3の例のグラフェンは，炭素原子からなる単一層のシートである。従来からよく知られているグラファイトは，グラフェンのシートが多数重なったものである。DDSキャリアには，酸化してカルボキシル基や水酸基などの官能基が導入された図10-5に示す構造の酸化グラフェンの形で用いられる。酸化グラフェンは生体内分解性も期待される。薬物等の結合もこれらの官能基を利用して行われる。例えば，グラフェンのカルボキシル基に対して，1級アミノ基を有する薬物ドキソルビシンをイオン相互作用によって結合させる。また，このカルボキシル基にPEGを結合させて，この薬物キャリアシステムを水へ安定に分散できるようにし，ターゲティングに好ましい物理化学的性質を与えることができる。

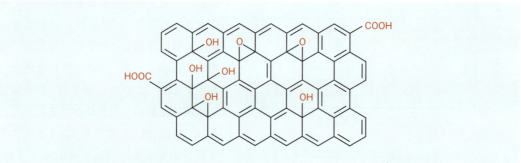

酸化グラフェンの化学構造【図10-5】

4番目の新素材の例はメソポーラスシリカである。「メソポーラス」とは2〜50 nmの均一細孔径をもつ多孔質材料を意味し，無機材料のシリカからなっている。特にナノ粒子化したメソポーラスシリカは，高い比表面積，親水性，良好な生体適合性等の特長から，薬物や核酸などを導入したDDS担体としての研究が盛んになっている。メソポーラスシリカのDDS担体としての利点は，①シリカ表面の化学反応性を利用してターゲティング能や薬物放出制御能（ゲート機能）など多機能の付与が容易，②広い範囲で粒径と細孔径が制御可能：粒径10 nm〜数μm，細孔径2 nm〜数十nm，③機械的・化学的安定性が高く，さまざまな環境で安定に存在可能なことである。

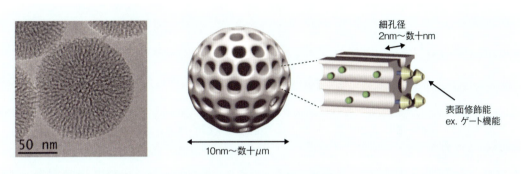

メソポーラスシリカの構造【図10-6】（早稲田大学・黒田一幸先生より提供）

2 キャリアと外部刺激を組み合わせたDDS

　新しいターゲティング方法として，薬物キャリアと外部刺激を組み合わせる方法がある。ここでいう外部刺激とは，超音波，電磁波（高周波），磁場，光，温度などで多くの場合，図10-7に示すように患部に限定して照射を行う。このシステムが通常のターゲティングと異なるのは，外部刺激を照射しないと薬効を発揮しないような薬物キャリアシステムの使用が可能となることである。照射した時に，薬物がキャリアから放出されて薬効を発揮したり，薬物が薬効のある形に変化したりする。このように薬物キャリアによるターゲティングと外部刺激の組み合わせを利用したDDSには2つの利点がある。

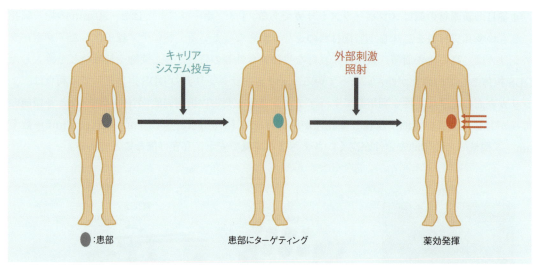

キャリアと外部刺激を組み合わせた DDS【図10-7】

　その第1は，図10-8にまとめるように，より正確な空間的制御を可能とすることである．患部以外のところに送達されてしまったキャリアシステムも，照射を行わなければそこで薬効を発揮する（すなわち副作用を及ぼす）ことが抑制される．つまり，患部への選択的治療の空間的制御をキャリアの送達と，患部への物理刺激という2つの要素の掛け算で達成できることとなる．

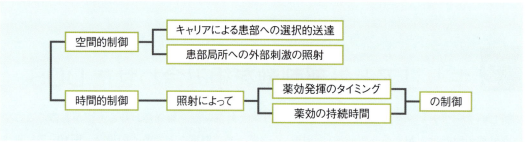

キャリアと外部刺激を組み合わせた DDS の意義【図10-8】

　第2の利点は，照射の時間的制御をすることによって，薬効発揮のタイミングと持続時間を制御できることである．薬物によっては，患部では低濃度でも長時間薬効を持続したほうが好ましいもの，短時間のうちに高い濃度が作用したほうがよいものなど異なった作用特性をもつ．こうした場合に物理刺激照射によって，この薬効の時間的側面が制御できることは，大きな利点となり得るが，こうした観点からのDDS研究・開発はまだあまりなされておらず，これからの発展が期待される．
　以上に述べたキャリアによるターゲティングと外部刺激の組み合わせの例を3つ紹介する．
　第1の例は温度を外部刺激とするものである．図10-9に示すリポソームは，その外側に2種類の高分子鎖が修飾されている．ポリエチレングリコール（PEG）鎖と温度応答性高分子鎖である．PEG鎖はEPR効果によるがん組織へのターゲティングを可能にする機能を担う．一方，温度応答性高分子鎖は通常の体温では親水性を示し，PEG鎖と同様にリポソームの外側に修飾されている．しかし，この温度応答性高分子は加温されると水に不溶になって，リポソームの脂質二分子膜と相互作用して，リポソームの膜構造を破壊し，瞬時に内包薬物を放出させる．がん組織のみを加温す

ることで高い選択性の抗がん剤治療が可能になる。また，このシステムの優れている点は，短い加温で「瞬時に」薬物がほぼ全量放出できることにある。機能性高分子の巧みな応用といえよう。

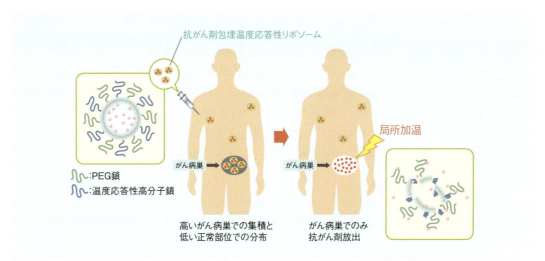

温度応答性高分子で修飾したリポソーム【図10-9】（大阪府立大学・河野健司先生より提供）

第2の例は図10-10に示す光を外部刺激として使うもので，デンドリマー型の光増感剤を内包した高分子ミセルである。この光増感剤を高分子ミセルキャリアに内包させることで，固形がん組織にターゲティングした後，がん部位に光照射を行うと，光増感剤から一重項酸素を発生させてがん細胞を殺傷する。

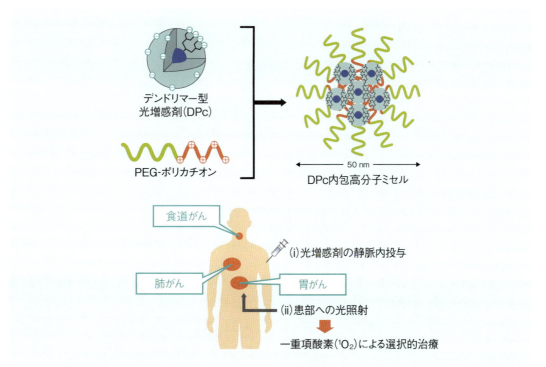

デンドリマー型光増感剤内包高分子ミセルと光照射によるがん治療【図10-10】（東京大学・片岡一則先生より提供）

一般に，光増感剤は凝集を起こしやすく，凝集によって一重項酸素の発生効率が低下する欠点がある。この問題を解決するために，このシステムでは光増感剤の周囲に樹状高分子（デンドリマー）が修飾されたものを用いている。

　3つめに紹介する例は金ナノ粒子である。金原子を3～50 nm程度の粒子にすると，その大きさに従った特異的な波長の可視光～近赤外光を吸収し，発熱する。これをフォトサーマル効果という。また，二光子励起発光やフォトアコースティック効果（光照射で超音波を発生すること）等を示す場合もある。この金微粒子の大きな特長は図10-11に示すようにさまざまな形状の粒子があることである。最も基本的な球状粒子の他に，棒状（ロッド）のもの，ウニのような突起をもつ金ナノスターがある。同じような大きさでも形状が異なることで吸収する光の波長を変えることができる。また，シリカコアの表面に金層をコーティングした金ナノシェルや，銀ナノキューブに金コートし，銀を溶解させて得られる中空の金ナノケージがある。

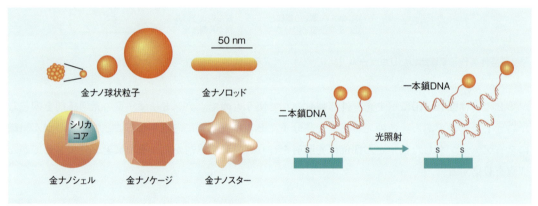

各種金ナノ粒子の形状と表面に二本鎖DNAを結合させたシステム【図10-11】（熊本大学・新留琢郎先生より提供）

　外部刺激の利用法としては，フォトサーマル効果によって，組織障害を及ぼすのが最も基本的な様式である。金ナノ粒子をがん組織に集積させ，がん組織を光照射して発生する熱によって，がん組織を選択的に壊死させる戦略である。発生する熱は組織障害作用の他にもDDSに活用することができる。皮膚角質層で発生させた熱によって角質層の物質透過性を高めてタンパク質の経皮デリバリーに活用したり，熱による薬物放出作用を得るなどである。図10-11の右には金表面に固定した二本鎖DNAによる薬物放出を示す。光照射で発生した熱により，表面局所が二本鎖DNAの融解温度以上に温度上昇すると一本鎖DNAに解離する。一本鎖DNAが何らかの薬理作用を及ぼす場合のみならず，一本鎖DNAの端に薬物を結合すれば任意の薬理効果を発揮することが可能となる。ここで用いたDNAのように−SH末端を有する化合物を容易に表面に結合できることも金粒子の特長である。

　4つめに紹介する例は，ホウ素中性子捕捉療法（Boron Neutron Capture Therapy，BNCT）である。質量数10のホウ素原子（^{10}B）にエネルギーの低い熱中性子を当てることにより，^{10}B原子核がこの熱性子を捕捉して核分裂反応（^{10}B + n（熱中性子）→ ^{7}Li + ^{4}He（α粒子））を起こし，生じたα粒子と^{7}Li粒子によって細胞を殺す。α粒子と^{7}Li粒子はそれぞれが約9 μmおよび約5 μmの飛程しかもたないために，^{10}Bをがん細胞に取り込ませたり，がん細胞表面に送達すれば，周囲の正常な細

胞や組織をほとんど傷つけることなく，がん細胞のみを選択的に破壊することが可能となる．現在行われているBNCTではボロフェニルアラニン(BPA)と1分子に12個の^{10}Bを含むボロカプテイト(BSH)の2種が使われている．BNCTでは，熱中性子照射時にがん組織に十分に高い^{10}B濃度(20 ppm以上)と血液中濃度が十分に低いことが要求される．さらなるがん選択性を高めるために，キャリアを用いたターゲティングが研究されている．トランスフェリン修飾PEG-リポソーム内にBSHを内封したシステム(TF-PEG-LP)が一例である．**図10-12**に示すのは，大腸がん細胞移植マウスを用いた生体内分布実験で，投与72時間後においてがん組織での高い^{10}B濃度と，血液中の低い濃度が達成されている．その結果，熱中性子照射によって，高い抗腫瘍効果が得られた．ここで重要なことは，トランスフェリン修飾のないリポソーム(PEG-LP)では，72時間後ではがん組織^{10}B濃度が治療に必要な濃度を下回ってしまうのに対し，トランスフェリン修飾リポソーム(TF-PEG-LP)では高い^{10}B濃度が保たれていることである．これは，リポソームがトランスフェリンレセプターを介してがん細胞内に送達することの重要性を示している．

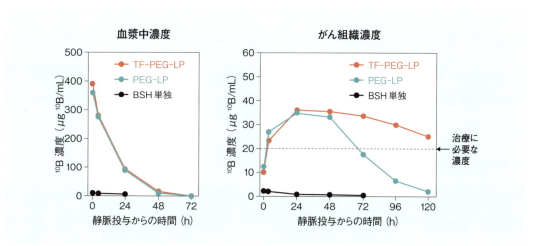

ホウ素中性子捕捉療法のためのキャリアを用いたがん組織へ選択的ホウ素の送達【図10-12】
(帝京大学・丸山一雄先生より提供)

以上4つの例は，新しい機能性材料とキャリアシステムが，外部刺激と組み合わされてDDSに用いられている例である．

3 DDSとイメージングの融合

従来，MRIやX線による全身および疾患部位の画像解析は，多くは診断のみに用いられていて，DDSによる薬物治療との関係は希薄であった．画像(イメージング)技術をDDS開発や治療に応用することはほとんどなかったからである．しかし，DDS，特にターゲティングは画像診断とは技

術的に近く，共通の価値を有する関係であるため，今後は技術的融合や医療での併用が盛んになっていくと予想される。図10-13で示すように，キャリアシステムによって患部に選択的に運ぶ技術は，運ぶ対象が薬物ならば薬物ターゲティングとなり，この対象が造影剤の場合にはより精度のよい画像診断に結実する。

　診断と治療を組み合わせて行う新しい医療システムをセラノスティクス（Theranostics）という。この語句は21世紀になってから作られた造語で，治療（Therapy）と診断学（Diagnostics）を組み合わせたものである。Theranosticsの具体例は，キャリアに造影剤と薬物を内包・結合させたシステムによる研究・開発が大部分である。このTheranosticsシステムは，3つに分類される。第1のタイプは，封入・結合する対象が造影剤であり，かつ治療薬である場合である。例えば，がん光線力学療法で用いられるポルフィリン誘導体があげられる。ポルフィリン誘導体は可視光領域の色素であるために，これが集積したがん部位が画像化され，これにレーザー光を照射して発生させたラジカルによってがん細胞を傷害する（画像化は，通常の可視光画像の他に，蛍光画像，光音響作用を通した超音波画像が可能である）。第2のタイプは，1つのキャリアに造影剤と薬物の2つを封入・結合したものである。例えば，MRI造影剤であるGdイオンキレートと抗がん剤の組み合わせで，がん組織への集積をMRIで追跡することが可能となる。がんへのさらなる選択的治療という観点からは，外部刺激による薬物の放出や活性化などの技術を組み合わせることが望まれる。第3のタイプは，同一のキャリアに造影剤と治療薬を別々に封入・結合したもので，それぞれを画像診断と薬物治療の目的に，異なったタイミングで投与する。造影剤システムの画像診断を治療システムに先行させる場合には，治療システム投与の可否の判定を行い，治療システム投与の後の画像診断では治療の効果判定を行うこととなる。この第3のタイプの場合には，造影剤と治療薬のシステムが同じ体内分布を（少なくとも標的に対する集積において）示すことが必要となる。

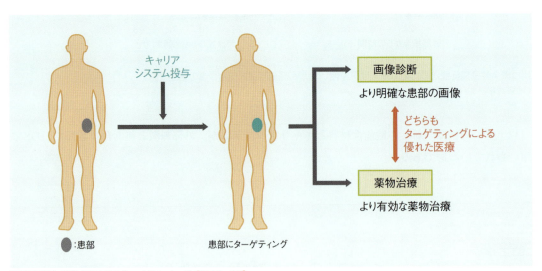

画像診断と薬物治療でのターゲティング【図10-13】

　本項では，DDS技術を活用したイメージング研究，その逆のイメージング要素を盛り込んだDDS，またはDDSとイメージングが融合した研究例を4つ紹介する。

　第1の例は，高分子ミセルMRI造影剤である。他のセクションでも説明されているとおり，高

分子ミセルは抗がん剤を中心にターゲティングのキャリアとして研究・開発されてきた。抗がん剤の代わりにMRIでのコントラストを高めるGd（ガドリニウム）イオンをミセル内核に封入した高分子ミセルが研究されている。図10-14に示すように，マウスの固形がんに対して選択性の高いターゲティングが達成され，がん部位の高い画像コントラストが得られている。

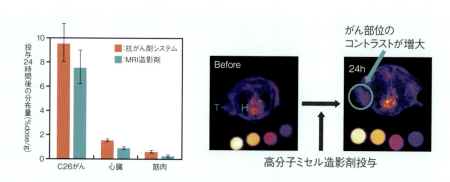

高分子ミセル型MRI造影剤のがんターゲティング【図10-14】

固形がん選択的な造影剤はそれ自身高い価値があるが，加えて高分子ミセル形態のキャリアで画像診断と薬物療法の両方が行えることには，格別な利点があると考えられる。図10-15に示すように，高分子ミセルやリポソームなどのEPR効果によるターゲティングの効率を決める大きな要因は，がん組織の血管の血流量や透過性などである。これらの要因はがんの部位，種類，患者個人間でも相当の差があると考えられている。これらの要因がターゲティングに好ましいと鮮明な画像が得られ，高い治療効果が得られることになる。よって，「より鮮明ながん画像が得られた患者には，同じキャリアを用いた抗がん剤治療がより高い効果が期待できる」という患者個人にあったテーラーメード治療を可能にすることが大きな利点である。

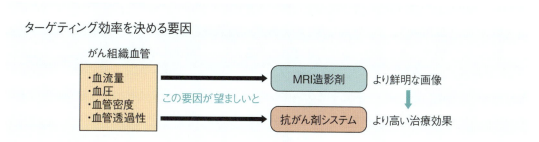

造影剤と治療剤ターゲティングシステムの関係【図10-15】

この高分子ミセルと同様に，造影剤と治療剤のターゲティングが融合したリポソームシステムを図10-16に示す。これは本セクション2の「キャリアと外部刺激を組み合わせたDDS」で紹介した温度応答性リポソームである。抗がん剤とともに，MRI造影剤であるMn（マンガン）イオンが封入されている。MnイオンはリポソームにEncapsulated高濃度の状況では，MRI信号強度が著しく低下している。ターゲティングされた後にがん局所を加熱しリポソームから放出させることで，Mn

イオンは造影能を強く発揮するようになり，写真矢印で示すようにがんに顕著な画像コントラストを与える．これは外部刺激とターゲティングを巧みに組み合わせた新しいイメージング技術である．

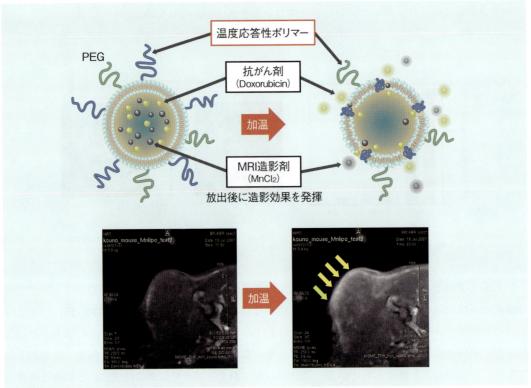

MRI造影剤と抗がん剤の両方をターゲティングするリポソームシステム【図10-16】
（放射線医学総合研究所・青木伊知男先生より提供）

　本項でこれまで述べたDDSとイメージングが融合した例はいずれもMRIを画像モダリティーとしたものであったが，図10-17に紹介する例は超音波をモダリティーとし，リポソーム内に超音波造影剤である気体のバブルを封入したものである．正確には外側を脂質膜で安定化されたバブルが，脂質二分子膜構造のリポソームに内包された形態をもつ．従来の超音波造影剤のバブルが直径2 μm程度であるのに対し，この「バブルリポソーム」では500 nm程度と小さい．小さいことによって，従来の造影剤による血管を造影するのみではなく，組織に浸透することでがん組織などの選択的造影が可能となる．このシステムのもう1つの特徴は，このバブルが造影のみではなく，治療の側面からも機能をもつことにある．例えば，造影用とは異なる治療用超音波を標的部位に照射することで，バブルの圧壊を引き起こし，その時生じるジェット流で標的組織に遺伝子導入ができる．図の左下の遺伝子発現画像に示すように，遺伝子導入システムの1つとして期待されている．また，バブルの圧壊によって生じた熱でがん細胞を傷害できるため，新たながん治療法としても研究されている．

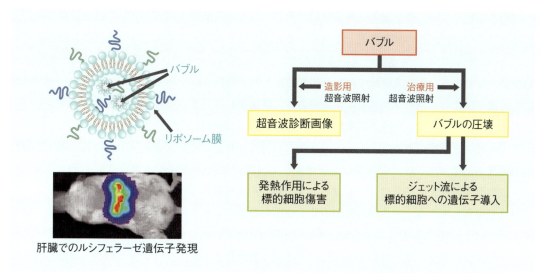

バブルを内包したリポソームシステム【図10-17】（帝京大学・丸山一雄先生より提供）

　以上で紹介したリポソームの2つの例は，いずれも標的部位に超音波と温熱の物理刺激を生体外から照射するものであったが，本項で最後に紹介する例は，標的部位での特異な生体環境を画像化に利用するものである。図10-18に示す画像プローブシステムは，低酸素環境に応答して画像形成を行うものである。

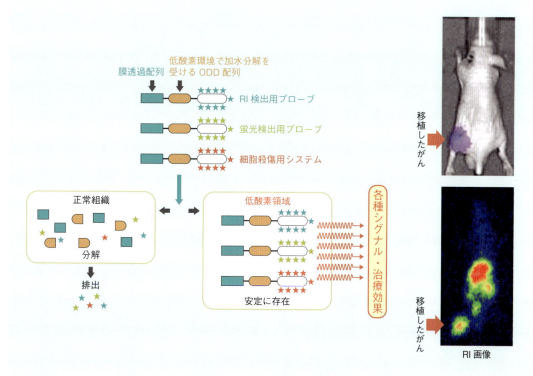

低酸素応答イメージング，治療システム【図10-18】（京都大学・佐治英郎先生より提供）

固形がん組織には，細胞増殖に酸素供給が追いつかない低酸素領域が存在し，その領域では正常組織とは異なった酵素の発現様式となっている。本システムは正常組織では酵素による加水分解を受けるペプチド配列（低酸素誘導因子のサブユニット HIF-1α の ODD 配列）を組み込んだ画像診断用プローブである。低酸素領域では，この ODD 配列が切断されないので安定に存在するのに対し，正常組織ではこのプローブシステムが分解され，排出される。さらに，安定に存在するプローブはシステムの左側に結合した膜透過配列によって低酸素領域の細胞内に取り込まれることで，長時間シグナル機能を維持できる。よって，システム右側に結合した放射性物質，蛍光物質，細胞殺傷機能を低酸素領域で選択的に発揮することができる。図10-18下段左に示すように蛍光と，下段右のように放射性同位元素（RI）によってマウスで固形がんが可視化されていることがわかる。

　21世紀に入ってから，生体内の特定の分子やその分子による生体の機能変化を画像化する「分子イメージング」の研究が盛んになってきている。この低酸素領域イメージングシステムも分子イメージングの1つの例であり，抗がん剤を結合することで薬物ターゲティングへの適用も可能なシステムである。

Section 11

医療におけるDDSの役割：現状と未来

栄田敏之

1　はじめに
2　気管支喘息の治療に不可欠な吸入ステロイド剤
3　在宅治療を可能にしたフェンタニルパッチ製剤
4　免疫薬物療法に不可欠なシクロスポリンマイクロエマルション製剤
5　患者に優しい口腔内崩壊錠
6　おわりに

Section 11 医療におけるDDSの役割：現状と未来

対象疾患の病態生理を把握し，患者の全人的治療に目を向け，標準的治療戦略の課題を念頭において開発されたDDSは未来の医療に不可欠である。

1 はじめに

　薬物治療に関する多くの課題の中で，最も重大かつ解決を急ぐものは，医薬品適用に伴う予期せぬ副作用の回避である。薬物を作用部位に選択的に移行させるターゲティング，薬物の血中濃度を有効濃度域内に維持できるコントロールドリリース型製剤の創出により，医薬品による副作用被害が回避できるが，薬物動態における個体間変動，さらには個体内変動が少ないDDSの開発によっても，副作用被害がさらに軽減されると言われている。副作用回避のための手段として，医療現場のDDSに対する期待は非常に大きく，多種多様の機能を持ったさまざまな形態のDDSが継続して開発されることが重要である。ここでは，医療現場の視点から，最適な治療戦略の構築に貢献したDDS，その実施に不可欠なDDS，また，患者およびその家族の生活に多大な影響を与えたであろうDDSについて，代表的と思われる3つの事例を紹介するとともに，最近注目を集めている口腔内崩壊錠を取りあげ，医療におけるDDSの役割について考察したい。

2 気管支喘息の治療に不可欠な吸入ステロイド剤

　気管支喘息の病態が明らかにされたのは比較的最近である。可逆性の気管支収縮ではなく慢性の気道炎症であるというコンセンサスが得られたのは1990年以降であり，これにより，喘息発作時の気管支拡張と気道炎症抑制に基づく発作予防という2本立ての治療戦略が確立した。ところで，治療戦略が病態生理をいかに忠実に反映したものであっても，それが実現不可能であれば，そのような戦略は確立しない。本治療戦略確立の背景には吸入ステロイド剤の開発があり，本剤が開発されていなければ，このような治療戦略は構築することはできなかったともいわれている。

　現在，定量噴霧式エアゾール剤あるいはドライパウダーインヘラー（ロタディスク®／ディスカス®／エリプタ®，グラクソ・スミスクライン㈱）が臨床で使用されている。ロタディスク®，ディスカス®およびエリプタ®はデバイスの名称であり，微細な粉末状のステロイドあるいは長時間作用型β_2刺激剤を一定量吸入できるように工夫されている。図11-1にエリプタ®の使用法を図示した。

本邦における喘息死者数は，1990年代前半までは，年間5,000～6,000名程度で推移していたが，1998年以降の吸入ステロイド剤の開発により，その数は低下の一途をたどっており，2009年には2,000名余りとなっている。吸入ステロイド剤の使用本数が年に1本増えるごとに喘息死のリスクが21％減少するという海外の報告もある。

吸入前の準備
カウンターの表示を確認してください

- 薬の残りの使用回数が表示されます。未使用の状態では，最大使用回数※が表示されています。
- カウンター表示が「0」になった後，カバーを開けると，カウンター全面が赤くなります。使用はできません。

※「7」「14」「30」の3種類があります

カバーを閉じた状態 — カバー／カウンター／30
カバーを開けることにより1回分の薬がセットされます。

カバーを開けた状態 — マウスピース（吸入口）／通気口／29

- エリプタには，薬剤が7回分，14回分，30回分充填された3種類のタイプがありますので，使用前にご確認ください。

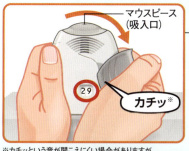

カバーを「カチッ※」と音がするまで開ける

- カバーを開けることにより1回分の薬がセットされ，カウンターの数が1つ減ったことを確認してください。
- カバーを開けるときに重さ（抵抗）を感じることや，きしみ音がすることがありますが，これは吸入器の内部で薬がセットされるときの音であり，故障ではありません。
- カバーを開け，吸入せずに閉じた場合，その1回分は吸入することはできません。
- カバーを開けてから吸入するまで，振ったり叩いたりしないでください。

※カチッという音が聞こえにくい場合がありますが，カウンターが1つ減っていれば薬はセットされています

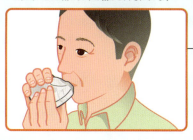

息をはき出してから，マウスピース（吸入口）をくわえ
強く深く「スーッ」と息を吸い込む

- 無理をしない程度に息をはき出してください。マウスピース（吸入口）に息を吹きかけないよう，注意してください。
- 通気口を指でふさがないよう注意し，マウスピース（吸入口）をくわえ，強く深く「スーッ」と息を吸い込みましょう。
- マウスピース（吸入口）から唇を離し，そのまま3～4秒程度息を止め，その後ゆっくりと静かに息をはき，元の呼吸に戻してください。

吸入ステロイド剤の使用方法【図11-1】（グラクソ・スミスクライン株式会社より資料提供）

3 在宅治療を可能にした フェンタニルパッチ製剤

　経口投与が不可能な末期がん患者は意外に多い。このような患者の疼痛管理は，従来ではモルヒネを注射するか，フェンタニルを注射するかであり，頻回の注射が少なからず在宅での治療を難しくしていた。フェンタニルの貼付剤（デュロテップMTパッチ®；ヤンセンファーマ（株））の開発により，終末期を家族とともに過ごすことが可能となった。どれほど多くの患者のQOLが改善されたか計り知れない。

　図11-2にフェンタニルパッチ製剤の外観を示した。1cm²あたり0.4mgのフェンタニルが含有されており，2.1mg〜16.8mg含有のもの5種類が供給されている。一番小さい規格の製剤は，縦2.05cm×横2.61cmのサイズであり，厚さは1mmもない。S字スリット入り保護ライナーを剥がして皮膚に貼付することにより，ポリエステル／エチレン酢酸ビニル製の支持体の上に均一に付着している粘着性高分子基剤からフェンタニルが一定速度で放出される。**図11-3**にフェンタニル貼付剤を単回貼付後の血清中フェンタニル濃度推移を示した。フェンタニルの放出速度が2.38μg/cm²/hrとなるように工夫されており，72時間の貼付によりフェンタニルの血清中濃度は一定の濃度を維持する。

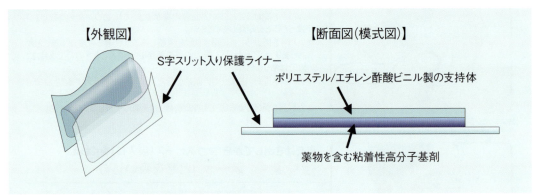

フェンタニルパッチ製剤の外観と断面図 【図11-2】

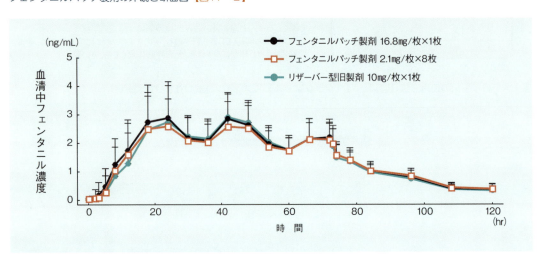

フェンタニルパッチ製剤を単回貼付後の血清中フェンタニル濃度推移 【図11-3】
（ペインクリニック，Vol.30，93-99，2009. より引用）

4 免疫薬物療法に不可欠なシクロスポリンマイクロエマルション製剤

　免疫抑制剤シクロスポリンの有効性が臨床で最初に確認されたのは1978年である．当初，有効かつ安全な用量の設定が試みられたが，治療効果の個人差が非常に大きく，用量設定はまもなく断念された．続いて，シクロスポリンのTDM，つまり血中薬物濃度モニタリングに基づいた治療管理法が提唱された．しかしながら，最初の段階で血中濃度推移における非常に大きな個体間変動，個体内変動を認め，本治療管理法が有用であるとの結論には至らなかった．シクロスポリンによる免疫抑制療法が大きく進展したきっかけは，血中濃度推移の変動が少ないマイクロエマルション製剤（ネオーラル®；ノバルティスファーマ（株））の開発であると言われている．本製剤の開発を受け，臨床データの集積が急速に進み，その結果，①経口投与後のAUCが有効性，安全性の有用な指標となること，②TDMで汎用される血中濃度の測定点（次回投与直前）ではAUCの推定は難しいこと，③経口投与2時間後の血中濃度がAUCと良好に相関すること，が明らかにされた．これらにより，TDMに基づいた治療管理法の是非についての論議に一応の終止符が打たれ，2002年，主要な臨床研究者がパリに参集し，最適な治療戦略が提唱されたのである．シクロスポリンより有効性に優れるとされる免疫抑制剤があるにもかかわらず，確実な治療管理が可能という理由でシクロスポリンが汎用されている．マイクロエマルション製剤の開発があったから，である．

　図11-4にシクロスポリンのマイクロエマルション製剤を水と混合した場合の様子を示した．マイクロエマルション製剤が創出される前の旧製剤（サンディミュン®；ノバルティスファーマ（株））についても同様に示した．旧製剤も自己乳化型製剤であるが，油滴の粒子径は大きく，水との混合液は白濁する．一方，マイクロエマルション製剤では，直径10～100nmの微細な油滴が水相中に均一に分散し，水との混合液は澄明となる．図11-5にマイクロエマルション製剤を安定期腎移植患者20名に経口投与した後のシクロスポリンの血中濃度推移を示した．旧製剤では血中濃度推移における個人差が大きく，一方，マイクロエマルション製剤では小さいことが明らかである．

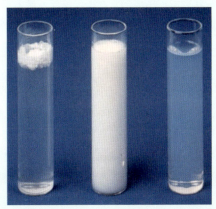

シクロスポリンのマイクロエマルション製剤（ネオーラル®）と水との混合【図11-4】（ノバルティスファーマ株式会社より資料提供）

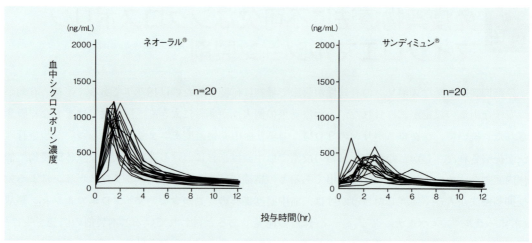

シクロスポリンのマイクロエマルション製剤(ネオーラル®)経口投与後の血中濃度推移 【図11-5】
(ノバルティスファーマ株式会社より資料提供)

5 患者に優しい口腔内崩壊錠

　「水なしで飲める」内服薬に対する需要は少なくない。本邦におけるある調査によると，摂食・嚥下障害を有する患者の割合は，一般病床で13.6%，介護療養型病床では実に73.7%に達するという。一方で，小児患者のアドヒアランス向上という観点からも，口腔内崩壊錠に対する期待は大きい。さらに，高齢者や小児でなくとも，例えば，がん化学療法が施行されている患者では，少しの飲水にも反射嘔吐するケースが少なくなく，違和感のある後味が残らないのであるならば，口腔内崩壊錠の利用価値は大きい。てんかん，脳卒中など，意識の清明さを欠く発作，服薬の実施に懸念があるような精神神経系疾患など，ニーズは高い。

　初期の口腔内崩壊錠の硬度は極めて低く，摩損度も高く，取り扱いづらいものであった。製剤化技術の進展はめざましく，湿塊状態で加圧成形した後に乾燥させる第二世代，湿塊物を乾燥後に加圧成形する第三世代のものが開発されてきたが，それでもなお，患者および医療現場の両方の要求を十分に満たすものではなかった。このような経緯を経て，第四世代と言われるRACTAB®(東和薬品㈱)が創製された。図11-6にRACTAB®を図示した。糖質の表面にトウモロコシデンプンおよびクロスポビドンを微粒子コーティングした約100μmの速崩壊性粒子と，薬物あるいは機能性を持たせた薬物粒子を混合し，乾式加圧成形したものである。RACTAB®は，高い硬度，低い摩損度を示しながら，速やかに崩壊する。さらに，薬物が有する苦みのマスキング，徐放化，腸溶化などの機能性を付与できる点でも優れた製剤である。これまでの口腔内崩壊錠では，「服用直後に苦みが残り，大量の水を飲まなければならない」という類の声が少なからずあったが，アムロジピンのRACTAB®については，228名の患者アンケートにおいて，実に227名から「飲みやすかった」との回答を得ている。

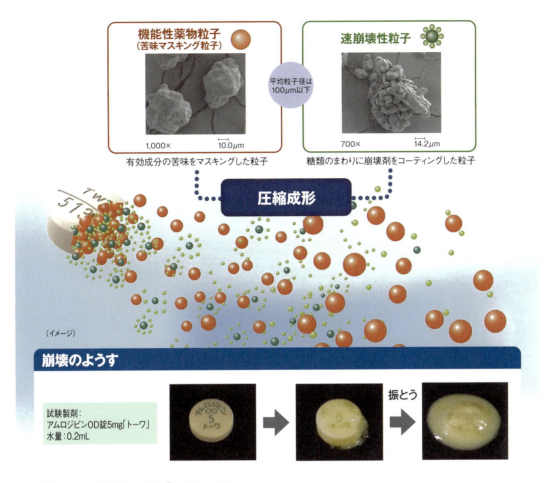

第四世代口腔内崩壊錠 RACTAB® 【図11-6】
(東和薬品株式会社より資料提供)

6 おわりに

　以上，これらは，薬物治療の対象となる疾患の病態生理を把握し，患者の全人的な治療の実態に目を向け，標準的な治療戦略が有する課題の解決を念頭において開発されたDDSである。これらのDDSは，現在，おそらくは将来にわたっても，より良質な医療を提供するために必要不可欠であり，社会への貢献は計り知れない。実は万を持して上市されながらも比較的短命であった，実際の医療でまず使われないDDSは少なくない。これらの多くは，おそらくは，薬物の薬理学的特性に重点をおいて開発されたものであり，医療の全体，患者の生活に目を向けて開発されたものではない。本当に必要なDDSが数多く開発されることが肝要である。

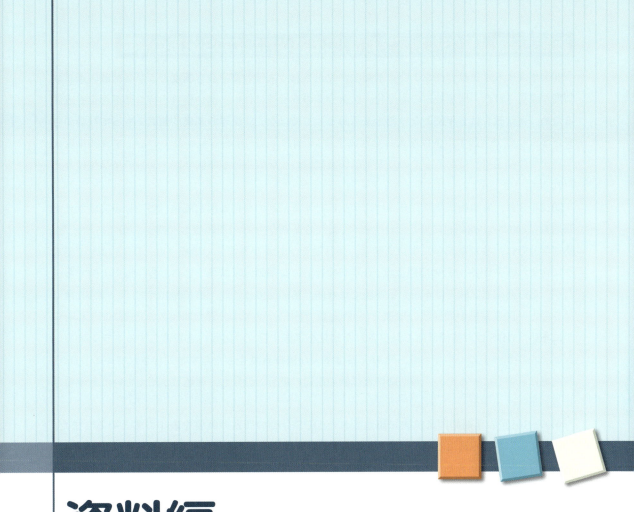

資料編

- 薬剤師国家試験（6年制薬学教育）に出題されたDDS分野の問題 ――――――佐久間信至
- DDSに関する主な書籍のリスト ――――――橋田　充

薬剤師国家試験（6年制薬学教育）に出題されたDDS分野の問題

2004年度より学校教育法および薬剤師法が改正され，大学の薬学教育制度および薬剤師国家試験制度が変更された．医療技術の高度化，医薬分業の進展等に伴い，高い資質を持つ薬剤師を養成するため，薬学教育は6年制となった．薬剤師としてではなく，薬学の基礎的知識をもって社会のさまざまな分野で活躍する多様な人材を育成する4年制の学部・学科も置かれている．平成29年度入学者までの経過措置はあるものの，薬剤師国家試験の受験資格は6年制学部・学科の卒業生に与えられる．

2012年3月，6年制薬学教育を受けた学生に対する最初の薬剤師国家試験（第97回）が実施された．問題数は240問から345問に増え，DDSが含まれる薬剤学分野の問題数も30問から40問に増えた．薬剤学分野は，物理薬剤学，生物薬剤学，薬物動態学および製剤学で構成され，DDSは主に製剤学に含まれる．DDS分野の問題数は，6年制移行前の薬剤師国家試験ではおおむね毎年1問であったが，第97回国家試験では4問，第98回では6問，第99回では4問，第100回では3問，第101回では5問と，国家試験の問題数の増加分（全問題数で1.4倍，薬剤学分野の問題数で1.3倍）よりも明らかに多い．DDSは，基礎研究で見出された知見を臨床に役立つ応用へと橋渡しするトランスレーショナルリサーチの一つであり，その発展は多大な医療貢献をもたらすと期待されている．DDSは医療に直結しているため，薬剤師国家試験の出題の趣旨と合致し，問題数が増えていると予想される．

第97～101回の薬剤師国家試験に出題されたDDS分野の問題の概要を表1にまとめる．また，2015年度入学者から適用されている平成25年度改訂版（第106回薬剤師国家試験から適用）を含めて，薬学教育モデル・コアカリキュラムのDDS分野の到達目標（SBO）と国家試験の問題との関連付けを表2にまとめる．薬学教育モデル・コアカリキュラムのDDS分野の改訂作業では，目的（コントロールドリリース，ターゲティングおよび吸収改善）と技術（プロドラッグ，腸溶製剤など）が混在する表記から目的ベースの表記へ変更している．最近5年間の薬剤師国家試験の問題数を目的別に見ると，コントロールドリリースで8問，ターゲティングで4問，吸収改善で4問となっている．コントロールドリリースは技術的完成度が高く，投与部位に関わらず，多くの製品が開発され，臨床で用いられている．このことが出題数の多さに表れていると思われる．

第97～101回の薬剤師国家試験に出題されたDDS分野の問題の概要【表1】

薬剤師国家試験の回数	問題番号	問題の概要	本書の該当ページ
第97回	問54	経口製剤の徐放化の目的を問う問題	Section 3, 78ページ
	問55	各種微粒子キャリアの中から設問の定義に該当するキャリア（リポソーム）を選択する問題	Section 2, 53ページ
	問283	各種医薬品添加剤の中から腸溶性コーティング剤を選択する問題	Section 3, 81ページ
	問285	特定の薬物（エリスロマイシンエチルコハク酸エステル）のプロドラッグ化の目的（消化管内での安定化）を問う問題	Section 1, 21ページ
第98回	問49	各種プロドラッグの中から特定の薬物（フルオロウラシル）のプロドラッグを選択する問題	Section 1, 21ページ
	問179	Higuchi式に従って薬物を放出する放出制御型製剤の特徴を問う問題	Section 2, 38ページ
	問180	リポソームの特徴を問う問題	Section 7, 121ページ
	問281	特定の製剤（デパケンR錠）を題材にマトリクス拡散制御システムの特徴を問う問題	Section 2, 38ページ, Section 2, 42ページ
	問283	特定の製剤（フェントステープ）の特徴を問う問題	Section 11, 176ページ
	問285	特定の製剤（アドエアエアゾール）を題材に経肺投与型製剤の特徴を問う問題	Section 5, 99ページ, Section 5, 100ページ, Section 11, 174ページ
第99回	問55	各種プロドラッグの中から設問の目的（消化管障害の軽減）に該当するプロドラッグを選択する問題	Section 1, 21ページ
	問178	ターゲティングの説明を求める問題	Section 2, 45ページ
	問179	特定の薬物を含有する製剤（DDSを含む全身あるいは局所製剤）の中から設問の目的（局所作用）に該当する製剤を選択する問題	Section 2, 30ページ, Section 4, 93ページ
	問283	特定の薬物（ペグインターフェロンアルファ-2b）を題材にPEG化の目的を問う問題	Section 6, 111ページ
第100回	問55	各種放出制御技術の中から0次放出を示す技術（浸透圧ポンプシステム）を選択する問題	Section 2, 38ページ
	問281	特定の製剤（ザナミビル水和物ドライパウダーインヘラー）を題材に経肺投与型製剤の粒子設計の特徴を問う問題	Section 5, 100ページ
	問283	特定の薬物（バラシクロビル）のプロドラッグ化の目的（吸収改善）を問う問題	Section 1, 21ページ
第101回	問55	マトリクス拡散制御システムからの薬物放出プロファイル（Higuchi式）を問う問題	Section 2, 38ページ
	問179	放出制御膜を持つ経皮吸収型製剤からの薬物放出プロファイル（0次式）を問う問題	Section 4, 95ページ
	問180	EPR効果の説明を求める問題	Section 2, 53ページ
	問277	特定の薬物（インスリン）の懸濁性注射剤の特徴と血中薬物濃度推移を問う問題（水性注との比較）	Section 2, 34ページ
	問281	特定の薬物（フェンタニル）の貼付剤を題材に経皮吸収型製剤の特徴を問う問題	Section 4, 94ページ, Section 11, 176ページ

薬学教育モデル・コアカリキュラムのDDS分野の到達目標(SBO)と国家試験問題との関連付け【表2】

薬学教育モデル・コアカリキュラム原版

DDSに関連する到達目標(SBO)		薬剤師国家試験				
		第97回	第98回[a]	第99回	第100回[a]	第101回
【DDSの必要性】	従来の医薬品製剤の有効性,安全性,信頼性における主な問題点を列挙できる。					
	DDSの概念と有用性について説明できる。					
【放出制御型製剤】	放出制御型製剤(徐放性製剤を含む)の利点について説明できる。	問54				
	代表的な放出制御型製剤を列挙できる。				問55	
	代表的な徐放性製剤における徐放化の手段について説明できる。		問179, 問281			問55, 問277
	徐放性製剤に用いられる製剤材料の種類と性質について説明できる。					
	経皮投与製剤の特徴と利点について説明できる。			問283		問179, 問281
	腸溶製剤の特徴と利点について説明できる。	問283				
【ターゲティング】	ターゲティングの概要と意義について説明できる。			問178, 問283[b]		問180
	代表的なドラッグキャリアーを列挙し,そのメカニズムを説明できる。	問55	問180			
【プロドラッグ】	代表的なプロドラッグを列挙し,そのメカニズムと有用性について説明できる。	問285	問49	問55	問283	
【その他のDDS】	代表的な生体膜透過促進法について説明できる。			問179		

a) 第98回問285および第100回問281:経肺投与型製剤は通常DDSとして扱い,本書でもそれに倣っているが,製剤のSBO(エアゾール剤とその類似製剤について説明できる)に関連付けする方が一般的
b) 第99回問283:この場合のPEGをドラッグキャリアと呼ぶのはふさわしくないが,問題の意図が最も近いので,ターゲティングに分類

薬学教育モデル・コアカリキュラム平成25年度改訂版

DDSに関連する到達目標(SBO)		薬剤師国家試験				
		第97回	第98回[a]	第99回	第100回[a]	第101回
【DDSの必要性】	DDSの概念と有用性について説明できる。					
	代表的なDDS技術を列挙し,説明できる。(プロドラッグについては,E4(1)【④代謝】4.も参照)[b]	問285	問49	問55, 問283		
【コントロールドリリース(放出制御)】	コントロールドリリースの概要と意義について説明できる。	問54				
	投与部位ごとに,代表的なコントロールドリリース技術を列挙し,その特性について説明できる。	問283	問179, 問281		問55	問55, 問179, 問277
	コントロールドリリース技術を適用した代表的な医薬品を列挙できる。					
【ターゲティング(標的指向化)】	ターゲティングの概要と意義について説明できる。			問178		問180
	投与部位ごとに,代表的なターゲティング技術を列挙し,その特性について説明できる。	問55	問180			
	ターゲティング技術を適用した代表的な医薬品を列挙できる。					
【吸収改善】	吸収改善の概要と意義について説明できる。					
	投与部位ごとに,代表的な吸収改善技術を列挙し,その特性について説明できる。				問283	問281
	吸収改善技術を適用した代表的な医薬品を列挙できる。		問283	問179		

a) 第98回問285および第100回問281:経肺投与型製剤は,改訂版においても,製剤のSBO(粘膜に適用する製剤(点眼剤,吸入剤など)の種類とその特性について説明できる)に関連付けする方が一般的
b) プロドラッグについては,薬物の体内動態のところでもSBOとして扱われている

DDSに関する主な書籍のリスト

【和書】

1) 水島裕, 谷内昭, 瀬崎仁編：「ターゲティング療法」医薬ジャーナル社(1985)
2) 瀬崎仁編：「ドラッグデリバリーシステム：新しい投与剤形を中心とした製剤学」南江堂(1986)
3) 中野眞汎, 森本雍憲, 杉林堅次編：「ドラッグデリバリーシステム：現状と将来」南山堂(1986)
4) 嘉悦勲監修：「ドラッグデリバリーシステム」シーエムシー出版(1986)
5) 稲田祐二編：「タンパク質ハイブリッド：ここまできた化学修飾」共立出版(1987)
6) 野島庄七, 砂本順三, 井上圭三編：「リポソーム」南江堂(1988).
7) 稲田祐二, 前田浩編：「続タンパク質ハイブリッド：これからの化学修飾」共立出版(1988)
8) 瀬崎仁編：「医薬品の開発第13巻：薬物送達法」廣川書店(1989)
9) 嘉悦勲編：「DDS技術の進歩：薬物 - 高分子ハイブリッドの展開」日本工業技術振興協会(1990)
10) 藤正巖著：「驚異の医療機械マイクロマシン」講談社(1990).
11) 堀了平監修・橋田充編：「図解：夢の薬剤DDS」じほう(1991)
12) 片岡一則編：「生命材料工学」裳華房(1991)
13) 寺田弘, 辻彰編：「続医薬品の開発第4巻：薬物の生体膜輸送と組織標的化Ⅰ, Ⅱ」廣川書店(1991)
14) 稲田祐二, 谷本剛編：「続医薬品の開発臨時増刊：バイオコンジュゲート医薬品」廣川書店(1993)
15) 橋田充, 高倉喜信著：「生体内薬物送達学」産業図書(1994)
16) 橋田充編：「経口投与製剤の設計と評価」じほう(1995)
17) 橋田充著：「ドラッグデリバリーシステム―創薬と治療への新たなる挑戦―」化学同人(1995)
18) 橋田充編：「経口投与製剤の処方設計」じほう(1998)
19) 高橋俊雄, 橋田充編：「今日のDDS：薬物送達システム」医薬ジャーナル社(1999)
20) 金尾義治著：「DDS最前線：進歩する薬物治療」廣川書店(2002)
21) 橋田充：「製剤開発の将来展望」じほう(2003)
22) 田畑泰彦編：「ドラッグデリバリーシステムDDS技術の新たな展開とその活用法－生物医学研究・先進医療のための最先端テクノロジー」メディカル ドゥ(2003)
23) 橋田充編：「製剤開発の将来展望―グローバル時代の製剤開発―」じほう(2004)
24) 橋田充編：「DDS研究の現状と将来展望：日本DDS学会創立20周年記念出版」じほう(2005)
25) 永井恒司監修：「DDSの基礎と開発」シーエムシー出版(2006)
26) 田畑泰彦編：「絵で見てわかるナノDDS―マテリアルから見た治療・診断・予後・予防, ヘルスケア技術の最先端」メディカル ドゥ(2007)
27) 橋田充編：「DDS治療システムの設計と評価」じほう(2009)
28) 橋田充監修, 高倉喜信編：「図解で学ぶDDS －薬物治療の最適化を目指す先端創薬技術－」じほう(2010)
29) 田中順三, 下村正嗣編：「ソフトナノテクノロジーにおける材料開発 普及版」シーエムシー出版(2011)
30) 山本昌編：「ペプチド・タンパク性医薬品の新規DDS製剤の開発と応用」メディカルドゥ(2011)
31) 永井恒司, 岡田弘晃編：「ドラッグデリバリーシステムの新展開Ⅱ －核酸医薬・抗体医薬・ワクチン医療を支えるDDS技術－,」シーエムシー出版(2012)
32) 橋田充, 佐治英郎編：「ナノバイオ技術と最新創薬応用研究」メディカル ドゥ(2012)
33) 田畑泰彦編：「ここまで広がるドラッグ徐放技術の最前線」メディカル ドゥ(2013)
34) 橋田充編：「製剤開発の世界潮流と我が国の将来展望」じほう(2013)
35) 日本DDS学会編：「DDS研究30年 温故知新」じほう(2015)

【洋書】

1) T. Higuchi and V. Stella (Eds.): "Pro-drugs as Novel Drug Delivery Systems", American Chemical Society (1975)
2) G. Gregoriadis: "Drug Carriers in Biology and Medicine", Academic Press (1979)

3) G.S. Banker and C.T. Rhodes(Eds.): "Modern Pharmaceutics", Marcel Dekker(1979)
4) R.L. Juliano(Ed.): "Drug Delivery Systems", Oxford University Press(1980)
5) H. Bundgaard, A. B. Hansen, H. Kofod(Eds.): "Optimization of Drug Delivery", Munksgaard(1982)
6) M.J. Ostro(Ed.): "Liposomes", Marcel Dekker(1983)
7) T.J. Roseman, and S.Z. Mansdorf: "Controlled Release Delivery System", Marcel Dekker(1983)
8) S.D. Bruck(Ed.): "Controlled Drug Delivery, Volume I, II", CRC Press(1983)
9) K. Heilmann: "Therapeutic Systems: Rate-Controlled Drug Delivery: Concept and Development 2nd Ed.", Georg Thieme Publishers(1984)
10) S. Davis, L. Illum, J. McVie, and E. Tomlinson(Eds.): "Microspheres and Drug Therapy: Pharmaceutical, Immunological, and Medical Aspects", Elsevier(1984)
11) R. Borchardt, A. Repta, and V. Stella(Eds.): "Directed Drug Delivery", Humana Press(1985)
12) C. Ropars, M. Chassaigne, and C. Nicolau: "Red Blood Cells as Carriers for Drugs: Potential Therapeutic Applications", Pergamon Press(1987)
13) G.L. Berestein and I.J. Fidler(Eds.): "Liposomes in the Therapy of Infectious Diseases and Cancer", Alan R. Liss(1989)
14) J. Kost(Ed.): "Pulsed and Self-regulated Drug Delivery", CRC Press(1990)
15) R. H. Muller(Ed.): "Colloidal Carriers for Controlled Drug Delivery and Targeting", Wiss Verl.-Ges(1991)
16) J.M. Shaw(Ed.): "Lipoproteins as Carriers of Pharmacological Agents", Marcel Dekker(1991)
17) W.M. Pardridge(Ed.): "Peptide Drug Delivery to the Brain", Raven Press(1991)
18) W.N. Charman and V.J. Stella(Eds.): "Lymphatic Transport of Drugs", CRC Press(1992)
19) K.B. Sloan(Ed.): "Prodrugs: Topical and Ocular Drug Delivery", Marcel Dekker(1992)
20) A. Rolland(Ed.): "Pharmaceutical Particulate Carriers: Therapeutic Applications", Marcel Dekker(1993)
21) T. Okano, N. Yui, M. Yokoyama, and R. Yoshida(Eds.): "Advances in Polymeric Systems for Drug Delivery", Gordon and Breach Science Publishers(1994)
22) V. Lee, M. Hashida, and Y. Mizushima(Eds.): "Trends and Future Perspectives in Peptide and Protein Drug Delivery", Harwood Academic Publishers(1995)
23) E. W. Smith and H. I. Maibach(Eds.): "Percutaneous Penetration Enhancers", CRC Press(1995)
24) S. Frokjaer, L. Christrup, and P. Krogsgaard-Larsen(Eds.): "Peptide and Protein Drug Delivery", Munksgaard(1997)
25) L. Huang, M.C. Huang, E. Wagner(Eds.): "Non-viral Vectors for Gene Therapy", Academic Press(1999)
26) D. T. Curiel and J.T. Douglas(Eds.): "Vector Targeting for Therapeutic Gene Delivery", Wiley-Liss(2002)
27) A. Manssor(Ed.): "Polymeric Gene Delivery: Principles and Applications", CRC Press(2004)
28) J. Knablein(Ed.): "Modern Biopharmaceuticals Volume 4", Wiley-VCH(2005)
29) M. Schleef(Ed.): "DNA-Pharmaceuticals: Formulation and Delivery in Gene Therapy, DNA Vaccination and Immunotherapy", Wiley-VHC(2005)
30) L. Huang, M.C. Huang, E. Wagner(Eds.): "Non-viral Vectors for Gene Therapy Second Edition, Elsevier(2005)
31) T. Friedmann and J. Rossi(Eds.): "Gene Transfer: Delivery and Expression of DNA and RNA: a Laboratory Manual", Cold Spring Harbor Laboratory Pr(2006)
32) M. M. Ameji(Eds.): "Nanotechnology for Cancer Therapy", CRC Press(2007)
33) N.S. Templeton(Ed.): "Gene and Cell Therapy: Therapeutic Mechanisms and Strategies, Third Edition", CRC Press(2008)
34) A.V. Kabanov(Ed.): "Self-Assembling Complexes for Gene Delivery: From Laboratory to Clinical Trial", John Wiley & Sons(2008)
35) Y. Lu and R. I.Mahato(Eds.): "Pharmaceutical Perspectives of Cancer Therapeutics", Springer(2009)

36) A.S. Narang and R. I. Mahato(Eds.): "Targeted Delivery of Small and Macromolecular Drugs", CRC Press(2010)
37) L. Jorgensen and H.M. Nielson(Eds.): "Delivery Technologies for Biopharmaceuticals: Peptides, Proteins, Nucleic Acids and Vaccines", John Wiley & Sons(2010)
38) M.A.Popescu(Ed): "Drug Delivery(Biotechnology in Agriculture, Industry, and Medicine)", Nova Science Publishers (2011)
39) A. Mitra, C.H. Lee, and K. Cheng(Eds.): "Advanced Drug Delivery", Wiley (2013)
40) A.K. Mitra, D. Kwatre, and A.D.Vadlapudi (Eds.): "Drug Delivery", Jones & Bartlett Leaning (2014)
41) A.M. Hillery, K. Park (Eds.): "Drug Delivery: Fundamentals and Applications, 2nd Edition", CRC Press(2016)

索引

A

AAV ベクター	136
ADC	115
AmBisome	122, 125
antibody-drug conjugate	115

B

BCS	70
Bexxar	115
bFGF	156
Biopharmaceutics Classification System	70
bispecific 抗体	108
Biowaiver	70
BNCT	166
Boron Neutron Capture Therapy	166
BPA	167
brush border	60

C

CODES	84
Colon-Targeted Delivery System	84
COPD	99
CYP3A	82

D

DDS 開発の方法論	7
DNA catenane	149
DNA hydrogel	149
DNA オリガミ法	148
DNA デンドリマー	148
DNA ナノテクノロジー	148
DNA ハイドロゲル	148
DNA ワクチン療法	136, 142
DOXIL	122

E

embryonic stem cell	154
EPR 効果	53, 130, 140, 169
ES 細胞	154, 155
Eudragit	82
exosome	149

F

FDA	70

G

GalNAc-siRNA 結合体	146
Glybera	136

H

Hepatocyte Growth Factor	142
HGF	142

I

IFN α	111
induced pluripotent stem cell	154
iPS 細胞	154

L

Lipid nanoparticle	146
LNP	146

M

Macugen	147
MEND	141
miRNA	144
Mn イオン	169
MRI 信号強度	169
multifunctional envelope nano device	141

N

NanoCrystal Technology	73
Nernst-Noyes-Whitney の式	73
NO 供与体	63

O

OCAS	44
OD 錠	85
ONIVYDE	127
Oral Controlled Absorption System	44

P

PEG	111, 132
PEG 修飾フラーレン	162
PEG-リポソーム	124
Poly I ; Poly C	147
Polypodna	148
P- 糖タンパク質	66

Q

QOL	14
QOL 改善	94
Quality of Life	14

R

RACTAB	178
RES	120
Revusiran	146
RNA 干渉	145

S

SEDDS	76
Self Emulsifying Drug Delivery System	76
Self Micro-Emulsifying Drug Delivery System	76
siRNA	115, 144, 146

small interfering RNA	115	
SMEDDS	76	
STEALTH LIPOSOME	124	
SUPAC ガイダンス	70	

T

TDM	11, 177
Theranostics	168
TLR3リガンド	147

V

villi	60

ア

アクティブターゲティング	128, 130, 140
アサコール錠	83
アデノ随伴ウイルスベクター	136
アドヒアランス	12, 178
アプタマー	144, 147
アムロジピン	178
アンチセンス DNA	138, 144
アンテドラッグ	7

イ

イオン交換システム	39
イオントフォレシス	92
イオントフォレシスパッチ	92
一酸化炭素供与体	63
1本鎖合成 DNA	145
遺伝子治療	23, 136
遺伝子導入	170
遺伝子ノックアウト	136
胃内滞留時間	77
医薬品製剤	3
イリノテカン	127
インスリン	65
インスリン製剤	34
インターフェロンα	111
インターフェロン-β 遺伝子	139
インタール	102

エ

エアロゾル	29
エキソソーム	149
エナラプリル	68
エマルション	35
エレクトロポレーション	141

塩基性線維芽細胞増殖因子	156
エンドサイトーシス	4, 62, 129
エンブレル	117

オ

オスモティックオープニング	47
オプジーボ	107
温度応答性高分子	164
温度応答性リポソーム	169

カ

カーボンナノチューブ	160
ガイドライン	20
外部刺激	163
界面活性剤	76
潰瘍性大腸炎治療薬	83
化学ポテンシャル	75
拡散	4
核酸アジュバント	147
核酸医薬品	106, 144
角質層	88
可視光	166
画像診断	167
画像モダリティー	170
カドサイラ	115
ガドリニウムイオン	161
カプセル	41
カペシタビン	18, 47
カポジ肉腫	126
可溶化	76
カルシウム拮抗剤	80
加齢性黄斑変性	155
加齢性黄斑変性症	147
ガレヌス製剤	22
肝細胞増殖因子	142
肝初回通過代謝	72
関節リウマチ	117
完全ヒト抗体	108
肝臓取り込みクリアランス	57
眼粘膜	28

キ

気管支喘息	174
機能改変型タンパク質医薬品	110
機能性デバイス	17
キャリア	17
キャリア乳糖	104
吸収性改善	6

吸収促進剤	27, 31, 63
吸着性エンドサイトーシス	138
吸入エアゾール剤	101
吸入液剤	101
吸入剤	100
吸入ステロイド薬	99
吸入粉末剤	101
狭心症治療薬	93
近赤外光	166
金ナノ粒子	160, 166

ク

空間的制御	164
空気力学的粒子径	100
グラフェン	162

ケ

経口投与型コントロールドリリース製剤	37
経口投与製剤	30
経皮吸収促進剤	90
経皮治療システム	29, 93
経皮投与	88
血液-脳関門	28, 139
結晶多形	75
血漿タンパク質	5
ゲノム編集	24, 136
懸濁液注射剤	34

コ

口腔内崩壊錠	178
口腔内崩壊性製剤	85
口腔粘膜	28
合剤	83
抗体依存性細胞傷害作用	109
抗体医薬	107
抗体薬物複合体	115
後発医薬品	71, 86
高分子医薬	106
高分子性キャリア	55
高分子キャリア	57
高分子結合	111
高分子プロドラッグ	34
高分子ミセル	52, 132
高分子ミセル MRI 造影剤	168
呼吸器	29
固形がん組織	172
固体分散体	75

索引

コントロールドリリース 7, 32, 156	人工多能性幹細胞 154	単核食細胞系 50
コントロールドリリース用	新剤形医薬品 20	単核食細胞系臓器 55
持続注入器 36	深在性真菌症治療薬 125	タンパク分解酵素阻害剤 64

サ

剤形	3
サイズ	57
再生医療	152
再生医療等製品	156
サイトカイン	106, 157
細胞シート	156
細胞製剤	23
細胞治療	23, 152
細胞の足場	153
細胞膜の構造	61
細網内皮系組織	120
刷子縁	60
サラゾスルファピリジン	84

シ

子宮内避妊システム	29, 32
シクロスポリン	177
時限放出型製剤	83
システムズバイオロジー	24
ジ・トリペプチド輸送担体	62
絨毛	60
受動拡散	89
受動的ターゲティング	54
受動輸送	61
腫瘍組織	53
腫瘍内集積特性	129
受容体介在性	
エンドサイトーシス	131
消化管	26
消化管内移動	77
消化管内容物	69
錠剤	41
小腸	60
小腸初回通過代謝	72
小腸内 pH	82
小腸内部位特異的	
デリバリー製剤	81
初回通過効果	27, 88
食事の正の影響	82
食品医薬品庁	70
徐放性顆粒	40
シングルユニット式吸入器	102
シングルユニット製剤	41

人工多能性幹細胞	154
新剤形医薬品	20
深在性真菌症治療薬	125
身体機能代替人工器官	23
浸透圧ポンプシステム	38
新投与経路医薬品	20
新有効成分含有医薬品	20

ス

スキャホールド	153, 156
ステルスリポソーム	121
スパスタブ型	42, 79
スパンスル型	41
スパンタブ型	42

セ

製剤技術	69
製剤設計	3
生体認識素子	17
生物学的同等性試験免除	70
生物学的同等性	71
生物学的認識機構	49
生物学的利用能	72
生理活性タンパク質	23
赤血球	49
セフロキシムアキセチル	68
セラノスティクス	168
先発医薬品	71, 86

ソ

臓器移植	23
臓器クリアランス	56
促進拡散	62
塞栓系キャリア	55
速放性固形製剤	69
ソノフォレシス	93
ソフトウェア	19

タ

ターゲティング	7, 45, 120
体外部	49
代替フロンガス	102
大腸デリバリー製剤	83
体内埋め込み型診断	23
体内埋込式薬物投与システム	37
滞留時間	44
多機能性細胞治療剤	158
多孔性微粒子	100
多足型 DNA ナノ構造体	148

チ

腟粘膜	29
注入型コントロールド	
リリース製剤	33
中和	109
超音波造影剤	170
腸内滞留時間	77
腸溶性製剤	64, 81
治療システム	171
治療デバイス	23
治療満足度	13

テ

低酸素応答イメージング	171
低酸素領域	172
定量噴霧式エアゾール	174
テオドール顆粒	40
テオフィリン	43
デコイ	144
電荷	57
デンドリマー	160
デンドリマー型光増感剤内包	
高分子ミセル	165

ト

糖修飾リポソーム	131
疼痛管理	176
導入遺伝子ノックイン	136
動脈カテーテル法	45
投与経路	4, 26
ドライパウダーインヘラー	174
トランスフェリン修飾	
PEG-リポソーム	129, 167
トランスフェリン受容体	49, 129
トランスポーター	4

ナ

ナノテクノロジー	7

ニ

二重特異性抗体	108
ニトロダーム TTS	95
ニフェジピン	75, 78
尿排泄クリアランス	57

ネ

ネオーラル	76, 177
熱力学的活動度	89
ネブライザー	101

ノ

脳指向性キャリア	55
能動的ターゲティング	45, 54
能動輸送	62

ハ

バーチャルクリニカルトライアル	19
ハートシート	156
肺	98
バイオアベイラビリティ	27, 72
バイオ医薬品	114, 152
バイオシミラー	114
バイオセンサー	10
胚性幹細胞	154
排泄型トランスポーター	81
ハイドロゲル	156
ハイドロダイナミクス法	142
肺胞	98
バカンピシリン	67
パッシブターゲティング	124
バブルリポソーム	170
バラシクロビル	68
パルクス	132
パルミコートタービュレイラー	103

ヒ

鼻腔	28
微細化	73
非晶質	75
ヒト（自己）骨格筋由来細胞シート	156
皮内インフルエンザワクチン	93
ヒュミラ	107
微粒子キャリア	49, 120
微粒子送達率	100

フ

ファーマコキネティクス	15, 56
部位特異的放出性製剤	77, 81
フェンタニルパッチ製剤	176
フォトサーマル効果	166
服薬アドヒアランス	78
フラーレン	162
プラスミド DNA	137
フルスルチアミン	67
ブロックコポリマー	132
プロドラッグ	7, 20, 31, 47, 66, 91
プロペラント	102
分子イメージング	172
分子性キャリア	49
分子標的薬	46
粉末吸入器	102

ヘ

ペプチド性薬物	65
ペプチド	92
ペプチド性医薬	99

ホ

ホウ素中性子捕捉療法	166
補体依存性細胞傷害作用	109
ポリエチレングリコール	57, 111, 124, 132
ポリプレックス	140
ポルフィリン誘導体	168
ボロフェニルアラニン	167

マ

マイクロエマルション製剤	177
マイクロカプセル	35
マイクロスフェア	35, 50
マイクロニードル	93
膜透過クリアランス	72
膜透過性	70, 74
膜透過制御システム	38
末期がん患者	176
マトリクス拡散制御システム	38
マトリクス型	95
マルチプルユニット製剤	39, 41
マルチユニット式吸入器	103
マンガンイオン	169
慢性閉塞性肺疾患	99
マンノース修飾リポソーム	131

メ

メソポーラスシリカ	163

モ

毛細血管	50
毛細血管床	55
毛細血管壁	4
モノクローナル抗体	108

ヤ

薬物キャリア	49, 163
薬物投与精密化	12
薬物皮膚透過のメカニズム	89
薬物溶出ステント	36
薬物溶出性ステント	45

ユ

融合タンパク質医薬品	117

ヨ

溶解性	70
溶解速度律速	73
溶解度律速	73
容積流輸送	4, 62
ヨードトシツモマブ	115

リ

リザーバー型	95
リピッドマイクロスフェア	52, 132
リプル	132
リポ PGE1製剤	132
リポソーム	36, 52, 121
リポプレックス	139, 141
リモートローディング法	122, 127
粒径	133
粒子径	50
リュープリン	35
リレンザ	103
リンパ球	52, 64

レ

レギュラトリーサイエンス	20
レミケード	107

ロ

ロンタブ型	79

図解で学ぶDDS 第2版
薬物治療の最適化を目指す先端創薬技術

定価　本体3,800円（税別）

2010年 8 月15日　　発　行
2016年 9 月20日　　第 2 版発行
2018年 4 月30日　　第 2 版第 2 刷発行
2021年 3 月20日　　第 2 版第 3 刷発行
2023年 4 月20日　　第 2 版第 4 刷発行

監　修　　橋田　充
　　　　　はしだ　みつる

編　集　　髙倉　喜信
　　　　　たかくら　よしのぶ

発行人　　武田　信

発行所　　株式会社　じほう
　　　　　101-8421　東京都千代田区神田猿楽町1-5-15（猿楽町SSビル）
　　　　　振替　00190-0-900481
　　　　　＜大阪支局＞
　　　　　541-0044　大阪市中央区伏見町2-1-1（三井住友銀行高麗橋ビル）
　　　　　お問い合わせ　https://www.jiho.co.jp/contact/

©2016　　　　　　　組版　(有)アロンデザイン　印刷　シナノ印刷(株)
Printed in Japan

本書の複写にかかる複製，上映，譲渡，公衆送信（送信可能化を含む）の各権利は株式会社じほうが管理の委託を受けています。

JCOPY ＜出版者著作権管理機構　委託出版物＞
本書の無断複製は著作権法上での例外を除き禁じられています。
複製される場合は，そのつど事前に，出版者著作権管理機構（電話 03-5244-5088，FAX 03-5244-5089，e-mail：info@jcopy.or.jp）の許諾を得てください。

万一落丁，乱丁の場合は，お取替えいたします。
ISBN 978-4-8407-4888-9